Cardio-Oncology ECG Case Collection

肿瘤心脏病学心电病例集

主　编　刘　彤　耿旭红　罗　玲

天津出版传媒集团
天津科技翻译出版有限公司

图书在版编目(CIP)数据

肿瘤心脏病学心电病例集 / 刘彤, 耿旭红, 罗玲主编. -- 天津 : 天津科技翻译出版有限公司, 2025. 7.
ISBN 978-7-5433-4727-4

Ⅰ. R730.6;R541

中国国家版本馆CIP数据核字第2025SE2754号

肿瘤心脏病学心电病例集
ZHONGLIU XINZANGBINGXUE XINDIAN BINGLI JI

出　　版:天津科技翻译出版有限公司
出 版 人:方　艳
地　　址:天津市和平区西康路35号
邮政编码:300051
电　　话:(022)87894896
传　　真:(022)87893237
网　　址:www.tsttpc.com
印　　刷:天津中图印刷科技有限公司
发　　行:全国新华书店
版本记录:787mm×1092mm　16开本　12.5印张　248千字
2025年7月第1版　2025年7月第1次印刷
定价:98.00元

主编简介

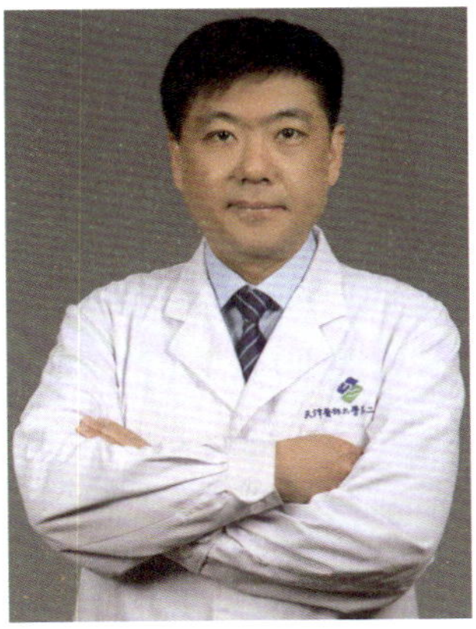

刘彤 主任医师，教授，博士生导师，天津医科大学第二医院心脏科主任，天津心脏病学研究所所长。入选国家百千万人才工程，人力资源和社会保障部有突出贡献中青年专家，享受国务院特殊津贴专家。兼任中国中医药研究促进会中西医结合心脏疾病防治分会会长，中国抗癌协会整合肿瘤心脏病学分会常务委员，天津市抗癌协会肿瘤心脏病学专业委员会主任委员，中华医学会心脏起搏与电生理分会委员，国际心电学会（ISE）青年委员，FESC，FHRS，ISHNE-F。主要从事心房颤动、肿瘤心脏病学的基础与临床研究。以第一/通讯作者在*JACC*、*Circulation Research*、*Cardiovascular Research*等期刊上发表论文100余篇。主持国家科技重大专项课题1项，国家自然科学基金项目6项。主编及主译专著11部，获天津市科学技术进步奖5项。

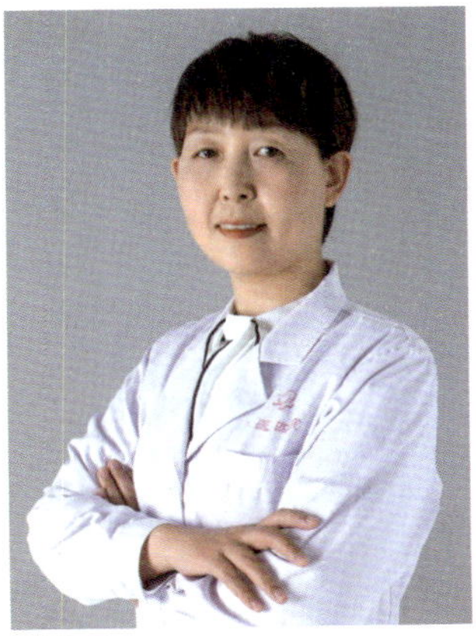

耿旭红 医学硕士，主任医师，就职于河北医科大学第四医院功能科。兼任国家卫生健康委员会人才交流服务中心心律失常专家委员会委员，中国抗癌协会整合心脏病学分会委员，中国医药教育协会心电学分会副主任委员，中国心电心律失常专业委员会副主任委员，河北省心肺功能设备技术与管理分会副主任委员，河北省电生理学会心电学分会常务委员，河北省血管健康与技术学会心电学专业委员会副主任委员，石家庄市电生理与起搏学会第一、二届副主任委员。《实用心电与临床诊疗》杂志常务编委。作为第一主要研究人员获河北医学科技奖一等奖2项、二等奖2项。顶级期刊*JAMA internal Medicine*通讯作者。发表SCI论文2篇。

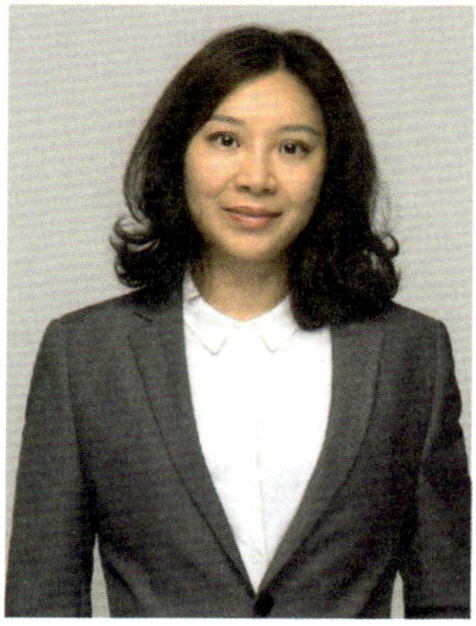

罗玲 主任医师，博士，硕士生导师，博士后合作导师，重庆大学附属肿瘤医院普通内科主任。德国埃森大学附属肺病专科医院访问学者，加拿大不列颠哥伦比亚大学博士后。兼任重庆市医药生物技术协会肿瘤呼吸病学专业委员会主任委员，重庆市中医药学会慢病管理专业委员会副主任委员，中国抗癌协会感染性肿瘤专业委员会委员，中国抗癌协会光动力治疗专业委员会委员，中国医学装备协会呼吸病学装备技术专业委员会委员，白求恩精神研究会心血管分会第一届理事会理事，重庆市医院协会血栓与止血管理专业委员会常务委员，重庆市医院协会老年医学管理专业委员会常务委员，重庆市医师协会结核与艾滋病专业委员会常务委员，重庆市青年科技领军人才协会委员，重庆市医院协会呼吸内科管理专业委员会委员，重庆市医师协会呼吸内科专业委员会委员，亚洲冷冻协会委员。《临床肺科杂志》编委。主要从事呼吸、心血管系统常见病及疑难病的诊治，带领团队将支气管镜贯穿于胸部肿瘤诊治全程。带领科室团队发表论文30余篇，其中SCI近10篇，参编、参译著作12部，作为副主编、副主译出版专著2部，主译专著1部。

编者名单

主　编　刘　彤　耿旭红　罗　玲

副主编　赵志强　崔峥嵘　高　明　杨　娜　成思瑶
王　妍　柳　琼　王　莉

编　者（按姓氏汉语拼音排序）

曹友钰　陈永真　陈子良　成思瑶　崔峥嵘
丁　昊　冯婉琳　付裕林　付争艳　高　明
耿旭红　巩晓红　洪　丽　胡冀豪　胡晓彤
李　选　李卓龙　梁续飞　刘　彤　刘凝华
刘晓丽　柳　琼　罗　玲　马潇桐　潘　烁
宋文华　王　莉　王　伟　王　妍　王滢滢
杨　娜　尹　希　张　楠　张　懿　张丽芙
张其同　赵志强　钟婷婷　周　凯　朱现晓

前 言

肿瘤治疗领域的不断发展为无数患者带来了生存的希望，但抗肿瘤药物导致的心脏毒性问题也日益成为临床实践中的重大挑战。随着靶向治疗、免疫治疗等新型疗法的广泛应用，肿瘤患者的生存期显著延长，但与此同时，化疗药物、靶向药物、免疫治疗乃至放疗对心血管系统的潜在损害也逐渐显现。在此背景下，肿瘤心脏病学(Cardio-Oncology)应运而生，该学科致力于探索肿瘤治疗与心血管健康之间的复杂关联，构建多学科协作的诊疗模式，在抗击肿瘤的同时守护患者的心脏安全。

抗肿瘤药物的心脏毒性表现形式多样，轻则表现为无症状性心电图异常，重则进展为致命性心力衰竭或恶性心律失常。心电图作为一种无创、简便且经济的心脏功能监测工具，在肿瘤心脏病学中扮演着至关重要的角色。然而，抗肿瘤药物导致的心电图改变往往具有异质性和动态性——从QT间期延长、ST-T改变到传导阻滞、心房颤动、室性心律失常等，其表现因药物种类、剂量及患者个体差异而不同。如何早期识别这些心电图异常，区分其临床意义，并制定个体化的干预策略，是肿瘤科与心内科医生共同面临的难题。

本书结合38个肿瘤心脏病学临床病例，突出心电图改变在抗肿瘤药物心脏毒性早期识别和治疗监测中的作用，系统梳理了肿瘤心脏病学的理论框架与实践要点。本书旨在为肿瘤科、心血管内科、心电图室医生，以及相关领域的临床医生、研究人员提供一部实用的临床参考专著。本书通过丰富的心电图图谱，直观展示了不同类型心脏毒性的心电图特征。此外，本书还结合最新的研究进展和临床指南，探讨了心脏毒性的预防、监测和管理策略，力求为临床实践提供科学依据和实用指导。

本书的编写得到了多位肿瘤学、心脏病学领域专家的支持与指导，他们对本书的内容提供了宝贵的意见和建议。在此，我们向所有为本书出版付出辛勤努力的专家、学者致以诚挚的感谢。同时，我们也希望本书能为肿瘤心脏病学的发展贡献一份力量，帮助临床医生更好地应对抗肿瘤治疗中的心脏毒性问题，最终造福广大肿瘤患者。

由于肿瘤心脏病学领域的研究日新月异,书中难免存在不足之处,恳请广大读者批评指正。我们期待与各位同仁共同努力,推动这一领域的发展和进步。

编者

2025年2月

目　录

病例 1

肺癌治疗期间出现“鲨鱼鳍”样心电图改变

病史介绍

患者男，70岁，3年前因“间断性咳嗽、咳痰”进行胸部CT显示左肺上叶周围型肺癌。支气管镜检查刷片病理找到癌细胞。于全身麻醉下进行胸腔镜辅助下左肺上叶切除术，术后病理提示肺非角化型鳞状细胞癌。临床诊断为左肺上叶鳞状细胞癌ⅢA期（pT1bN2M0）。术后辅以紫杉醇+铂类、依托泊苷+铂类或紫杉醇单药等化学治疗（简称“化疗”）方案。1个月前间断出现声音嘶哑、乏力，进行胸腹增强CT提示双侧肾上腺及多处淋巴结转移，因多发转移综合征再次入院治疗。本次治疗采用帕博利珠单抗+安罗替尼抗血管生成及免疫治疗，同时间断给予胸部、腰椎等部位的放射治疗（简称“放疗”）。

入院体格检查

患者体温为36.1℃，脉搏为85次/分，呼吸为16次/分，血压为123/75mmHg（1mmHg≈0.133kPa），心率为85次/分，心律齐，心音有力，各瓣膜听诊区未闻及杂音，双下肢未见水肿。

辅助检查

12导联同步心电图

患者入院时常规心电图提示窦性心律，轻度ST段改变（图1.1）。本周期用药前检查心电图，其出现缺血性J波(图1.2)。

解析:P波在Ⅰ、Ⅱ、aVF导联直立,aVR导联倒置,频率为71次/分,PR间期为140ms,QRS波时限为90ms,QT间期为430ms,QTcB为468ms,STV3~V6导联水平压低0.05~0.07mV。

心电图(图1.2):P波在Ⅰ、Ⅱ、aVF导联直立,aVR导联倒置,频率为101次/分,为窦性心动过速。PR间期为150ms,QRS波时限为110ms(较之前增宽20ms),肢体QRS波综合电压<0.5mV,胸

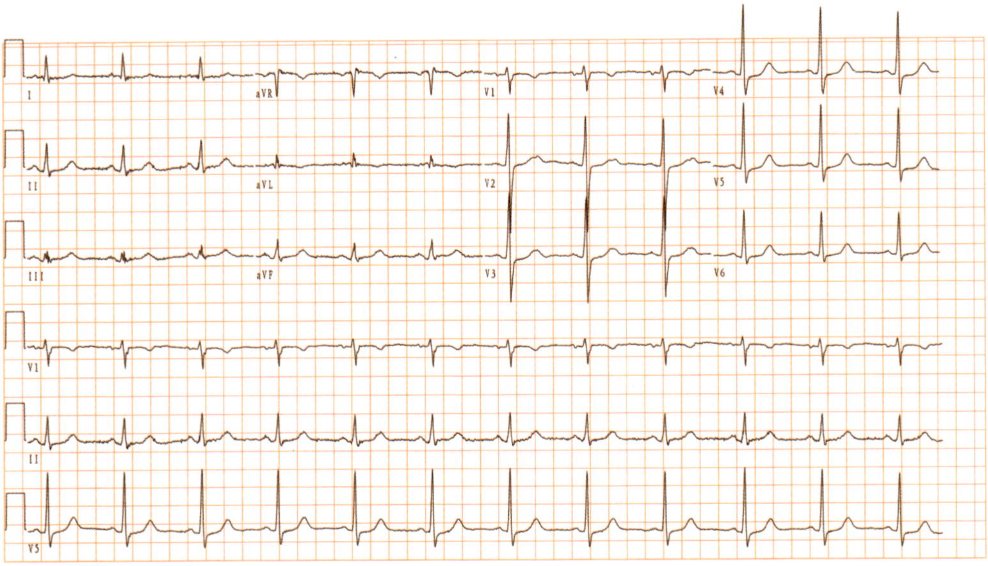

图1.1 窦性心律,轻度ST段改变。

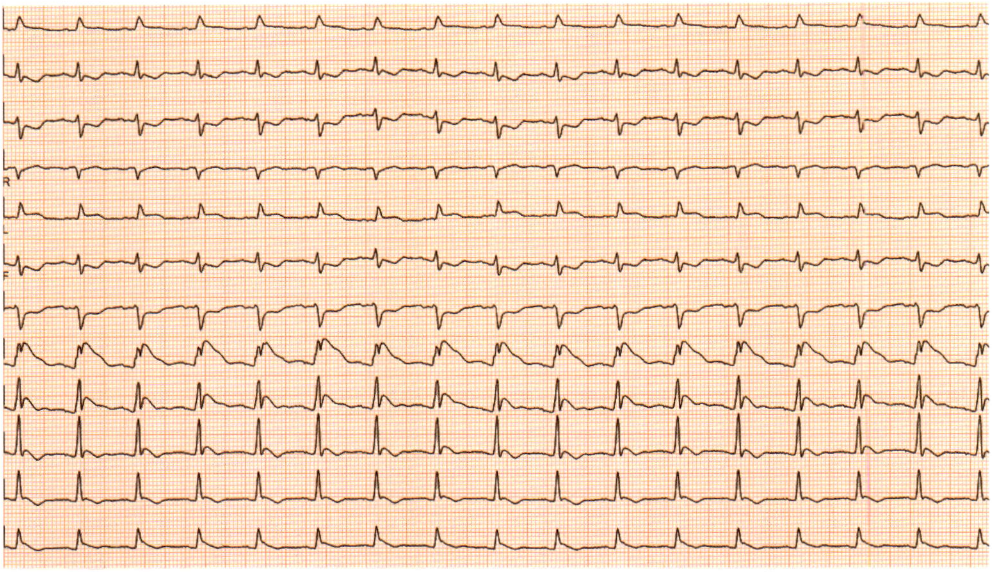

图1.2 窦性心动过速,缺血性J波,QRS波低电压,ST-T改变,短QT间期。

导联 QRS 波综合电压<1.0mV(均较之前降低),QT 间期为 320ms,QTcB 为 416ms。ST 段:I 抬高 0.1mV,aVL 抬高 0.2mV,V2~V6 导联可见 J 波伴 ST 段抬高 0.10~0.65mV,J 波与抬高的 ST 段融合形成类 R 波,V2 导联呈三角形“鲨鱼鳍”样改变,Ⅱ、Ⅲ、aVF、V1 导联 ST 段下斜形压低 0.10~0.15mV,Ⅱ、Ⅲ、aVF、V5~V6 导联 T 波负正双向,提示急性广泛前壁缺血,符合心电图危急值。

实验室检查

B 型钠尿肽前体(NT-proBNP)为 197.00ng/L,肌钙蛋白 I(cTnI)为 0.056μg/L,复查 cTnI 为 0.063μg/L。

治疗经过

患者心电图检查完毕返回病房途中突发心前区不适,伴胸背部疼痛、恶心、呕吐、烦躁,无意识障碍,请心内科紧急会诊。急查肌钙蛋白 I 较之前有所上升,给予吸氧,静脉注射肝素,嚼服阿司匹林、替格瑞洛,用质子泵抑制剂抑酸,静脉滴注钾镁液。转入心内科进行冠状动脉造影检查:左主干开口 95% 局限性狭窄,前降支自近端完全闭塞,右冠状动脉未见明显狭窄;回旋支散在斑块,未见明显狭窄,可见右冠状动脉及回旋支为前降支提供侧支循环。给予左主干至回旋支植入支架 1 枚,术后给予抗凝、抗血小板聚集、调脂、改善循环、抑酸等治疗。完善床旁心脏超声:左心室射血分数为 58%,左心室舒张功能降低,心动过速。后复查心功能:左心室射血分数为 47%,静息状态下,左心室壁运动普遍降低,以侧壁及前壁明显;左心增大;二尖瓣少量反流;微量心包积液;左心功能降低;左心室整体纵向应变降低;右心室收缩功能正常、舒张功能降低。治疗好转后患者出院。

患者院外继续接受抗凝、抗血小板聚集、调脂、改善循环等治疗,术后 3 周复查肌 cTnI 为 0.040μg/L,NT-proBNP 为 4710ng/L,心肌酶未见明显异常,复查心电图见图 1.3。术后 4 周复查肌钙蛋白降至正常,NT-proBNP 较之前有所下降(3980ng/L)。

解析(图 1.3):P 波在Ⅰ、Ⅱ、aVF 导联直立,aVR 导联倒置,频率为 101 次/分,为窦性心动过速。PR 间期为 150ms,QRS 波时限为 100ms,QT 间期为 360ms,QTcB 为 469ms,V2 导联呈 qrS 型,符合局限性前间壁心肌梗死改变。

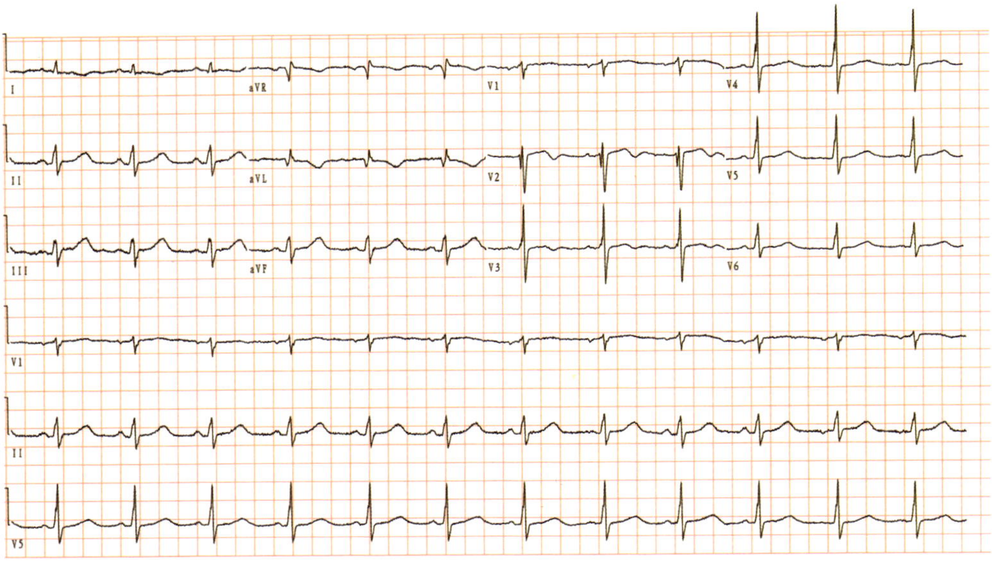

图 1.3 窦性心律，V2可见q波伴起始顿挫。

讨论与总结

患者突发胸痛时QRS波时限增宽，QRS波综合电压降低，QT间期缩短，ST-T改变。V2导联呈大R波、ST段消失与R波连成单向曲线的“鲨鱼鳍”样特征性心电图改变。“鲨鱼鳍”样心电图改变是指QRS波群、ST段和T波融合所形成的复合波，是ST段抬高型心肌梗死的特殊心电图表现，为超急性期心肌缺血表现，对室性心律失常、心源性休克和心室颤动有较高的预警价值。这种表现最常见于冠状动脉左前降支闭塞引起的心肌损伤，如果患者的心电图表现为“鲨鱼鳍”样伴高敏肌钙蛋白升高，必须立即进行冠状动脉导管检查，没有急性ST段抬高型心肌梗死的情况下，应考虑应激性心肌病或心肌炎。本例患者症状、化验室检查、心电图检查、冠状动脉造影检查均符合急性ST段抬高型心肌梗死诊断。

J波是指心电图J点（ST段与QRS波群的交会处）从基线明显偏移后，形成振幅≥0.1mV、持续时间≥20ms，呈圆顶状或驼峰状特殊形态，也称Osborn波。J波可分为特发性、继发性、缺血性及功能性。当其出现在冠状动脉阻塞而导致的心血管疾病时，称为缺血性J波，是心肌缺血超急性期的心电图表现，可用于预测或预警急性心肌缺血事件或猝死的发生[1-2]，并可作为预测急性心肌梗死患者预后的重要指标[3]。

随着癌症筛查、诊断、治疗等技术的进步，癌症患者生存率进一步提高，同时与肿瘤及治疗相关的心血管不良事件也越来越多，包括冠心病、静脉栓塞、瓣膜病、心包疾病、心律失常等，其中肺癌与动脉血栓的关系更密切[4]。研究显示多种抗肿瘤治疗会增加心肌缺血的风险[4-5]。长期随访研究显示，纵隔或左胸壁放疗或可成倍增加冠心病的患病风险[6]。

本病例为肺癌患者，结合既往糖尿病病史、左胸部放疗史，以及铂类、免疫检查点抑制剂、酪氨酸激酶抑制剂等用药史，抗肿瘤治疗可能会加重冠状动脉病变。随着抗肿瘤治疗的进步和总生存率的提高，如何平衡抗肿瘤治疗相关的受益和风险成为新的难题，监测并积极干预危险因素可能会改善患者的预后，正确识别心电图改变，并及时进行介入治疗对患者尽快恢复并减少心室收缩功能损害具有积极的作用。

（成思瑶　张楠　耿旭红）

参考文献

[1] 郭继鸿.J波综合征：缺血性J波[J].临床心电学杂志，2014，23(5)：328-331.

[2] 刘婷，钟文.动态心电图缺血性J波在急性冠脉综合征的诊断价值分析[J].中外医学研究，2020，18(36)：69-70.

[3] 张聪.急性心肌梗死预后与缺血性J波心电图特征之间的关联性研究[J].辽宁医学杂志，2021，35(5)：61-63.

[4] Ella Grilz，Oliver Königsbrügge，Florian Posch，et al. Frequency，risk factors，and impact on mortality of arterial thromboembolism in patients with cancer[J]. *Dis Markers*，2021：6653971.

[5] Singh K，A Alameri A，Ali Hamza A，et al. Cardiac Injury Following Chemo/Radiation Therapy：An Updated Review on Mechanisms and Therapeutic Approaches[J]. *Curr Radiopharm*，2023，16(3)：185-203.

[6] Merna A. Armanious，Homan Mohammadi，et al. Cardiovascular Effects of Radiation Therapy[J]. *Current Problems in Cancer*，2018，42(4)：433-442.

病例 2

食管癌化疗及PD1治疗期间出现Wellens综合征

病史介绍

患者男,61岁,1年前因“进食不顺”进行胃镜检查,病理提示食管鳞状细胞癌,先后接受含铂类、紫杉醇、氟尿嘧啶、替吉奥的化疗方案9周期,以及信迪利单抗等免疫检查点抑制剂7周期。本次因“腹腔淋巴结转移8月余、肝转移”综合治疗入院。

入院体格检查

体温为36.6℃,脉搏为78次/分,呼吸为19次/分,血压为123/72mmHg,心律齐,各瓣膜听诊区未闻及杂音,双下肢无水肿。

辅助检查

心电图

心电图1:窦性心律,心率为66次/分,PR间期为170ms,QRS波时限为86ms,QT间期为380ms,QTcB为398ms,aVL导联T波倒置,V1~V3导联ST段抬高伴T波正负双向。结合患者上次化疗前心电图(图2.1)及曾有胸前区不适病史,符合wellens综合征心电图改变,提示存在左前降支近端病变。V4~V6导联T波双肢对称直立伴U波正负双向。患者用药前心电图见图2.2。

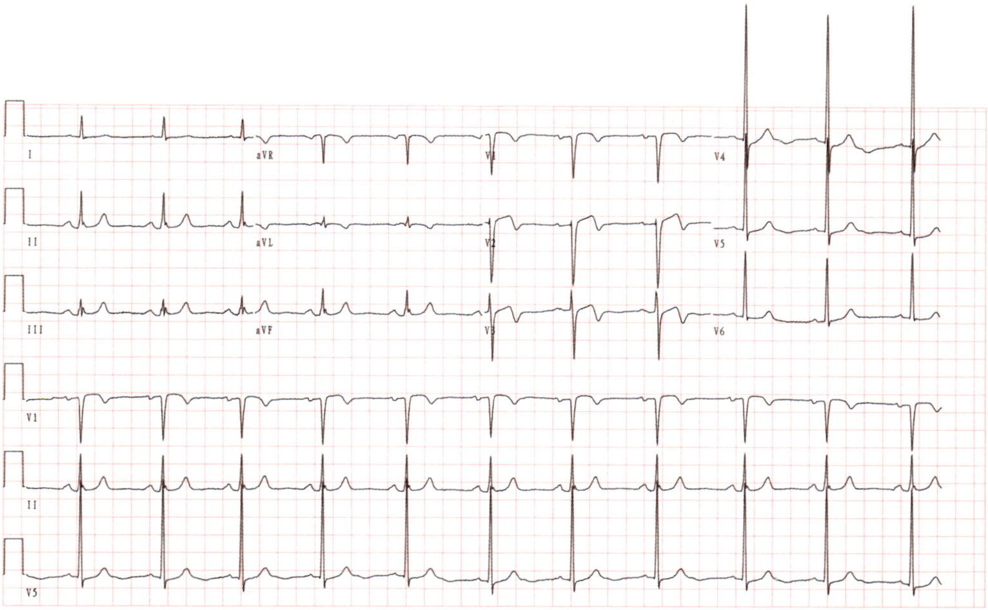

图2.1　窦性心律，V1~V3导联T波正负双向，ST-T符合wellens综合征心电图改变，U波改变。

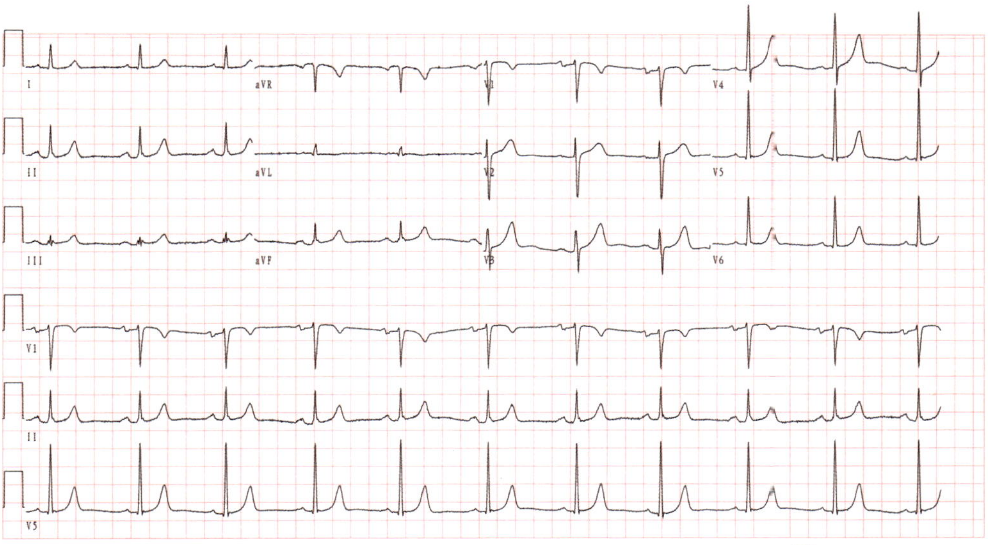

图2.2　窦性心律，正常心电图。

心电图2：窦性心律，心率为63次/分，PR间期为170ms，QRS波时限为82ms，QT间期为390ms，QTcB为399ms。

化验室检查

化疗前cTnI为0.035μg/L，化疗后为0.056μg/L；NT-proBNP为1750ng/L。

超声心动图

左心室射血分数（LVEF）为65%，静息状态下，三尖瓣少量反流，左心室收缩功能正常、舒张功能降低（伴左心室壁局部应变降低）。

治疗经过

患者接受改善循环等治疗，复测cTnI为0.030μg/L。家属拒绝进一步的冠状动脉检查，要求出院。

讨论与总结

心血管疾病已成为癌症患者非肿瘤相关死亡的主要原因，纵隔或左胸壁放疗或可成倍增加冠心病患病的风险[1]，放疗、含铂化疗、免疫检查点抑制剂、酪氨酸激酶抑制剂等抗癌治疗同样有增加心肌缺血的风险[2-3]，高血压、糖尿病等心血管危险因素在接受某些癌症治疗期间也可能会增加[4-5]。

Wellens综合征的心电图T波改变与患者症状呈不同步现象，无异常Q波、无R波振幅降低或消失，无ST段移位，T波特征性改变主要出现在胸前导联，以V2~V3导联为主，有时可扩展到V4~V6导联，少数病例Ⅱ、Ⅲ、aVF导联也有特征性改变。心绞痛缓解后出现T波对称性深倒置或双向，后逐渐转为直立的动态演变过程，持续时间数小时至数周不等，常提示左前降支近端次全病变，易进展为前壁心肌梗死。约25%的Wellens综合征患者为1型：ST段位于等电位线，或呈直线形、拱形轻度抬高（≤1mm），伴有T波深倒置；约75%的2型Wellens综合征心电图改变：T波正负双向主要表现在V2~V3导联，有时也可能累及V1和V4导联，致命危险性较1型更大。本例心电图呈2型Wellens综合征心电图改变。

本例患者先后接受铂类药物化疗、免疫治疗及胸部放疗1年余，不排除与抗癌治疗相关的冠状动脉病变，或抗癌治疗导致冠状动脉狭窄加重，提示抗癌治疗开始前应对具有心血管危险因素的患者进行冠状动脉评估，以便制定合理的抗癌方案。Wellens综合征归为非ST段抬高型急性冠脉综合征(NSTEMI-ACS)中的缺血后T波改变,临床工作中遇到胸痛伴不典型的T波改变时要高度重视,需动态观察心电图,这类患者一旦进行运动平板等检查,可能诱发猝死。

(成思瑶　王滢滢　耿旭红)

参考文献

[1] Merna A. Armanious, Homan Mohammadi, et al. Cardiovascular Effects of Radiation Therapy[J]. *Current Problems in Cancer*, 2018, 42(4): 433-442.

[2] Ella Grilz, Oliver Königsbrügge, Florian Posch, et al. Frequency, risk factors, and impact on mortality of arterial thromboembolism in patients with cancer[J]. *Dis Markers*, 2021: 6653971.

[3] Rassaf, T, Totzeck, M, Backs J, et al. Onco-Cardiology: Consensus Paper of the German Cardiac Society, the German Society for Pediatric Cardiology and Congenital Heart Defects and the German Societ for Hematology and Medical Oncology[J]. *Clin Res Cardiol*, 2020, 109: 1197-1222.

[4] Zamorano JL, Lancellotti P, Muñoz DR, et al. 2016 ESC Position Paper on cancer treatments and cardiovascular toxicity developed under the auspices of the ESC Committee for Practice Guidelines[J]. *Eur Heart J*, 2016, 37: 2768-2801.

[5] López-Fernández T, Martín García A, Santaballa Beltrán A, et al. Cardio-Onco-Hematology in Clinical Practice. Position paper and recommendations[J]. *Rev Esp Cardiol*, 2017, 70: 474-486.

病例 3

鼻腔淋巴瘤化疗期间出现胸闷不适

病史介绍

患者男，28岁，因“鼻塞8月余”就诊。患者无明显诱因出现鼻塞，7个月前正电子发射计算机体层成像（PET-CT）显示左侧下鼻甲增厚，局部软组织影增多，PET可见条形异常葡萄糖高代谢。进行左侧下鼻甲活检病理诊断提示非霍奇金结外NK/T细胞淋巴瘤（ⅡB期）。此后接受3次GDP（吉西他滨、地塞米松、顺铂）联合培门冬酶、西达本胺化疗方案及VP（长春新碱、泼尼松）化疗方案，其间进行28次鼻部局部放疗，化疗期间患者出现胸闷不适症状，24小时动态心电图检查出现一度房室传导阻滞、二度Ⅰ型房室传导阻滞，偶发房性期前收缩及未下传，短阵房性心动过速。

入院体格检查

体温为37.3℃，脉搏为99次/分，呼吸为18次/分，血压为124/80mmHg，右侧鼻腔通气正常，左侧鼻腔通气欠佳；颈部及双侧锁骨上浅表淋巴结未触及明显肿大，两肺呼吸音清，未闻及干湿啰音，心音有力，心律齐，各瓣膜听诊区未闻及杂音。

辅助检查

动态心电图片段

心电图（图3.1）：窦性心律，心房率75次/分，PR间期由200ms逐渐延长至480ms，其后一次P

波阻滞（4∶3下传），其间RR间期逐渐缩短，符合二度Ⅰ型房室阻滞，考虑阻滞部位在房室结。

心电图（图3.2）：Ⅱ导联P波直立，PR间期280ms，均1∶1下传，为一度房室阻滞。

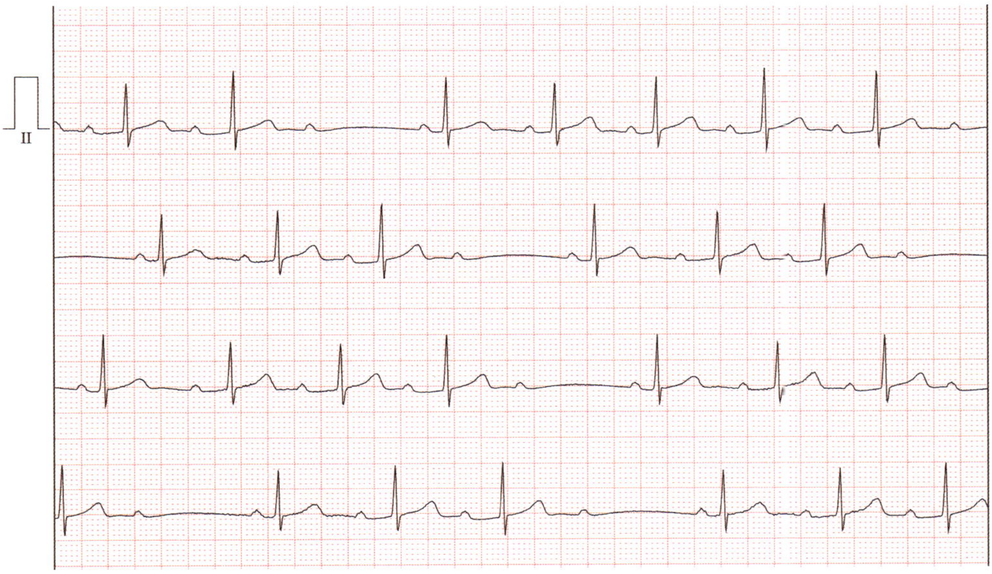

图3.1　动态心电图片段。窦性心律，二度Ⅰ型房室阻滞。

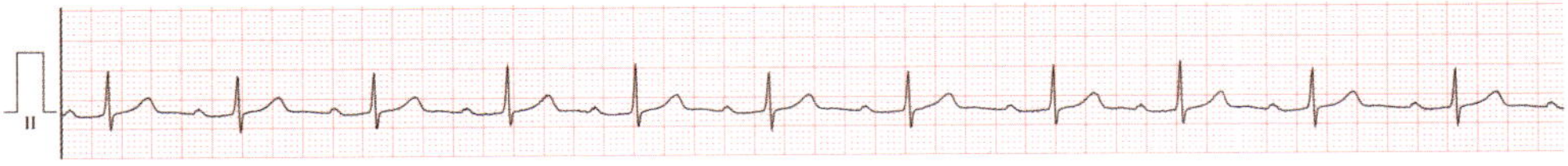

图3.2　动态心电图片段。窦性心律，一度房室阻滞。

心脏超声

心脏形态、结构、功能未见明显异常，EF为66%。

治疗经过

患者心电图提示房室传导阻滞，请心内科会诊建议定期复查心电图、动态心电图及心脏彩超，避免应用影响心脏传导类药物及治疗，如患者出现黑矇、晕厥或传导阻滞进一步加重，可进行临时起搏器或永久起搏器置入术。结合患者病情停用西达本胺治疗，给予心宝丸治疗。第一次佩戴动态心电图24小时内，发生P波受阻3000次，患者停用西达本胺1个月后再次复查动态心电图，P波受阻850次；停用西达本胺2个月后复查动态心电图，恢复正常，无一度、二度房室传导阻滞发生。患者病情稳定，好转出院。

讨论与总结

放化疗综合治疗可使淋巴瘤患者病情得到缓解和控制。随着恶性肿瘤患者生存期的不断延长，抗肿瘤药物导致的心脏毒性事件也逐渐增多，心肌缺血及心脏传导系统功能障碍较为常见[1]，可出现在应用药物的早期，抑或用药之后数年[2]。发生心律失常的机制可能是化疗药物导致心肌细胞膜的通透性发生改变，影响传导通路，诱发各种心律失常[3]。

研究表明，放疗及部分化疗药物可导致房室传导阻滞的发生[4]，本例患者长期应用含铂类化疗方案，结合动态心电图检查，考虑化疗期间出现的胸闷不适，为化疗相关的房室传导阻滞所致：较长的PR间期及RR间期会影响血流动力学改变，从而降低心输出量。西达本胺用于难治的外周T细胞淋巴瘤（PTCL）。不良反应包括肝肾功能异常、心源性猝死、QTc间期延长、心包积液等。禁用于对西达本胺或其任何成分过敏患者、妊娠期女性患者、严重心功能不全患者（纽约心脏病学会心功能不全分级Ⅳ级）。本例停用西达本胺后，房室传导阻滞现象好转并消失。

心脏毒性是威胁患者生命的毒性反应之一，治疗过程中对放化疗相关的心脏毒性所伴发的症状和体征需密切关注，并早期诊断和治疗，尽可能地降低心脏毒性损伤的风险和程度，以改善患者预后。

（王莉　李选　洪丽）

参考文献

[1] 姜甜甜，翁悦，张楠，等.化疗对淋巴瘤患者心电活动的影响及危险因素分析[J].重庆医学，2023，52(9)：1309-1313，1319.

[2] Hamirani Y，Fanous I，Kramer CM，et al.Anthracycline and trastuzumab-induced cardiotoxicity：a retrospective study [J]. *Med Oncol*，2016，33(7)：82.

[3] 罗群，蒲小燕，何静，等.恶性肿瘤化疗与联合放化疗动态心电图对比分析[J].实用心电学杂志，2009，18(2)：111-114.

[4] Buza V，RajagopaIan B，Curtis AB. Cancer Treatment Induced Arrhythmias：Focus on Chemotherapy and Targeted Therapies[J]. *Circ Arrhythm Electrophysiol*，2017，10(8)：e005443.

病例 4

贝伐珠单抗治疗结肠癌肝转移后并发急性心肌梗死

病史介绍

患者女，50岁，于2018年8月确诊直肠癌，于直肠癌术后进行4周期的奥沙利铂+卡培他滨（XELOX）化疗。3年后患者出现肝转移，遂接受XELOX+贝伐珠单抗方案治疗。患者于2021年12月结束第4周期用药后出现血小板低下，遂停用卡培他滨，后未进行其他治疗。1个月后患者出现间断性腰背部疼痛伴乏力，疼痛性质不明，10余天后出现右下肢疼痛、咳嗽（咳少量白痰）症状，患者新型冠状病毒核酸检测呈阴性，除外新型冠状病毒感染。

入院体格检查

患者体温为36.2℃，脉搏为92次/分，呼吸为19次/分，血压为127/80mmHg，双肺呼吸音清，心律齐，心音有力，未闻及额外心音，各听诊区未闻及杂音。患者腹部平坦无瘢痕，右下腹可见造瘘口。

辅助检查

心电图和经胸超声心动图

患者入院时心电图见图4.1。

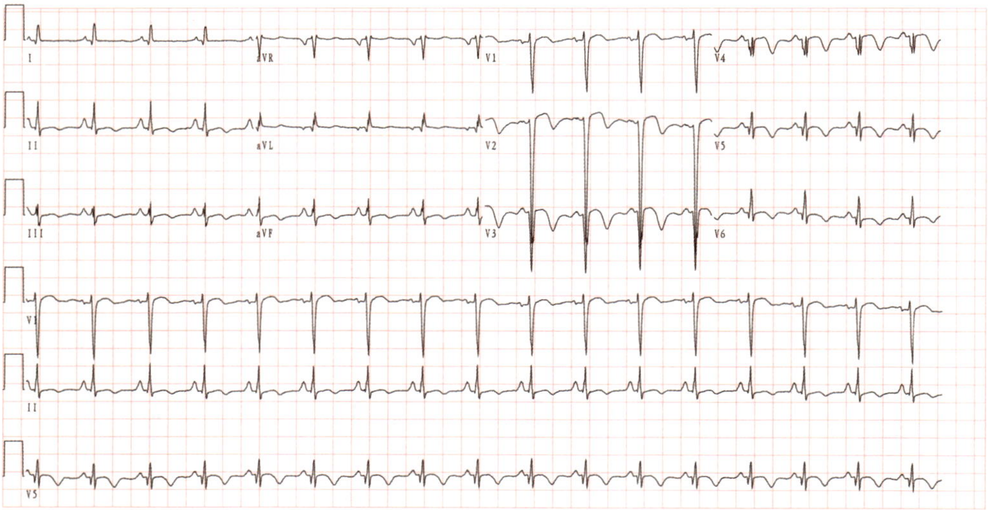

图4.1 窦性心动过速，前壁R波逆递增，前侧壁异常Q波，左胸导联低电压，ST-T改变，符合亚急性广泛性前壁心肌梗死心电图改变。

心电图：P波在Ⅱ、Ⅲ、aVF导联直立，aVR导联倒置，频率为101次/分，为窦性心动过速；PR间期为116ms，QRS波时限为96ms，电轴为36°；Ⅰ、aVL可见q波，V1、V2呈rS型，rV2<rV1，V3、V4呈QS型，V5、V6呈qrs、qRs型，胸前导联R波呈逆递增，V4~V6导联QRS波综合电压<1.0mV。V1~V4导联ST段弓背向上抬高0.05~0.25mV，V2~V6导联T波双肢对称倒置，符合亚急性广泛前壁心肌梗死改变。

经胸超声心动图：静息状态下，左心室心尖部占位（图4.2），性质待定，建议进一步检查；节段性室壁运动异常，主动脉瓣及二尖瓣、三尖瓣少量反流；左心室收缩及舒张功能降低；少量心包积液。

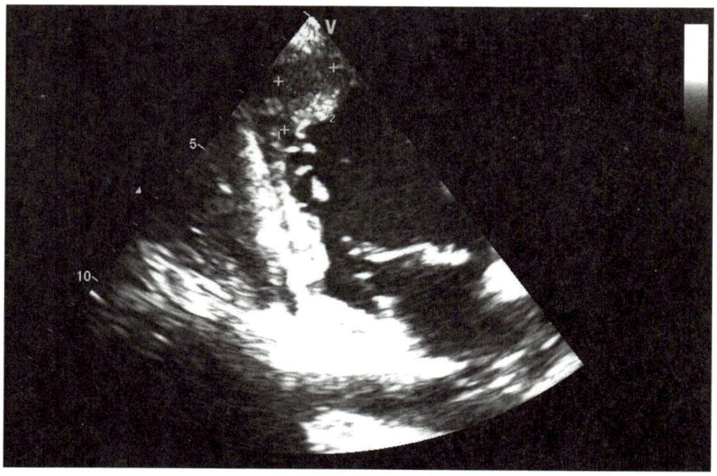

图4.2 经胸超声心动图。

化验室检查

入院化验NT-proBNP为3370ng/L，cTnI为0.113μg/L。肌酸激酶为54.3U/L，肌酸激酶同工酶MB为23.90U/L，乳酸脱氢酶为389U/L，α-羟丁酸脱氢酶为307.8U/L，谷草转氨酶（AST）为52.3U/L（↑）。

影像学检查

冠状动脉造影：LAD中段冠状动脉狭窄约为90%，LCX、RCA未见明显狭窄。

治疗经过

患者入院后检查提示亚急性广泛前壁心肌梗死，充分沟通后患者及家属拒绝进行血运重建，遂予以应用抗血小板、调脂、硝酸酯扩血管类药物，患者病情无进展，好转后予以出院，嘱继续口服相关药物，2周后门诊复诊。

讨论与总结

在晚期恶性肿瘤患者中采用化疗联合贝伐珠单抗可显著改善无病进展期（PFS）和总生存率（OS）[1]。贝伐珠单抗具有靶向抗血管生成作用，患者在临床获益的同时，也会出现严重的心血管毒性。贝伐珠单抗所致心脏毒性主要包括高血压、动静脉血栓、心力衰竭等[2]。其中，静脉血栓时表现为深静脉血栓、肺栓塞，动脉血栓时会出现脑血管事件或心肌梗死。

在应用贝伐珠单抗治疗的癌症中，结肠癌患者最易出现血栓栓塞事件[3]。肿瘤患者应在治疗中密切监测心脏功能。推荐项目有常规心电图、超声心动图、无创血压、B型钠尿肽、心肌标志物、心肌活检等。其中B型钠尿肽及肌钙蛋白是反映心脏功能改变及心肌损伤的敏感指标。应用二维斑点追踪超声心动图技术可更早地发现贝伐珠单抗所致的心脏毒性。但目前对随访的指标和频率暂无统一的专家共识。患者一旦发生动脉栓塞，无论严重程度均应停用贝伐珠单抗[2]。本例患者出现间断性腰背部疼痛伴乏力后2个月左右就诊，心电图V1~V4导联ST段仍弓背向上抬高0.05~0.25mV，但V2~V6导联T波已呈双肢对称倒置，心肌酶升高幅度降低，肌酸激酶、肌酸激酶同工酶MB恢复至正常水平，处于亚急性心肌梗死期，患者之前背部疼痛、乏力被误认为化疗所致的全身不良反应，未给予高度重视。

在联用贝伐珠单抗治疗的肿瘤患者中，除了联用化疗药物的常见不良反应，还应警惕贝伐珠单抗的心脏毒性。对出现不典型的胸背部疼痛的患者，建议及时进行体表18导联心电图及B型钠尿肽、肌钙蛋白检查，以排除急性动脉血栓所致的心肌梗死。该患者超声心动图所显示的心尖部可见占位，因未行进一步检查而性质不明，考虑血栓的可能性较大。

（马潇桐　尹希　刘彤）

参考文献

[1] HJ Jang, BJ Kim, JH Kim, et al. The addition of bevacizumab in the first-line treatment for metastatic colorectal cancer: an updated meta-analysis of randomized trials[J]. *Oncotarget*, 2017, 8(42): 73009-73016.

[2] 曾瑜. 贝伐珠单抗所致心脏毒性的研究进展[J]. 海南医学, 2021, 32(10): 1313-1316.

[3] 杨景波，江丹. 贝伐珠单抗注射液联合XELOX化疗方案治疗晚期结直肠癌的疗效及不良反应[J]. 现代诊断与治疗, 2021, 32(13): 2071-2072.

病例 5

皮肤外周T细胞淋巴瘤化疗期间心电图出现广泛T波倒置

病史介绍

患者发现右踝部肿物4月余，于2023年2月确诊为皮肤外周（成熟）T细胞淋巴瘤，予以CDOPE+沙利度胺方案（环磷酰胺1.4g，d1，多柔比星脂质体注射液60mg，d1；长春新碱2mg，d1；醋酸泼尼松100mg，d1~5；依托泊苷针0.15g，d1~3；沙利度胺100mg，每天1次）5周期治疗后病情出现进展，改用西达本胺+MINE方案（西达本胺20mg，每周2次；米托蒽醌脂质体30mg，依托泊苷针0.1g，d1~3；异环磷酰胺2g，d1~3）治疗。之后患者心电图出现明显改变：窦性心动过速，广泛心肌缺血性改变，予以对症治疗后仍出现胸闷、气短伴胸骨后疼痛，补充诊断为冠状动脉粥样硬化性心脏病。

入院体格检查

患者体温为37.5℃，脉搏为114次/分，呼吸为20次/分，血压为111/56mmHg；上唇轻度肿胀，颜面部及周身皮肤可见多发散在、大小不等的红色皮疹，消退处遗留褐色色素沉着，无瘙痒及触痛，右踝部肿物消退与皮肤平齐，遗留褐色色素沉着。

辅助检查

心电图

基线心电图见图5.1,本次住院后心电图见图5.2。

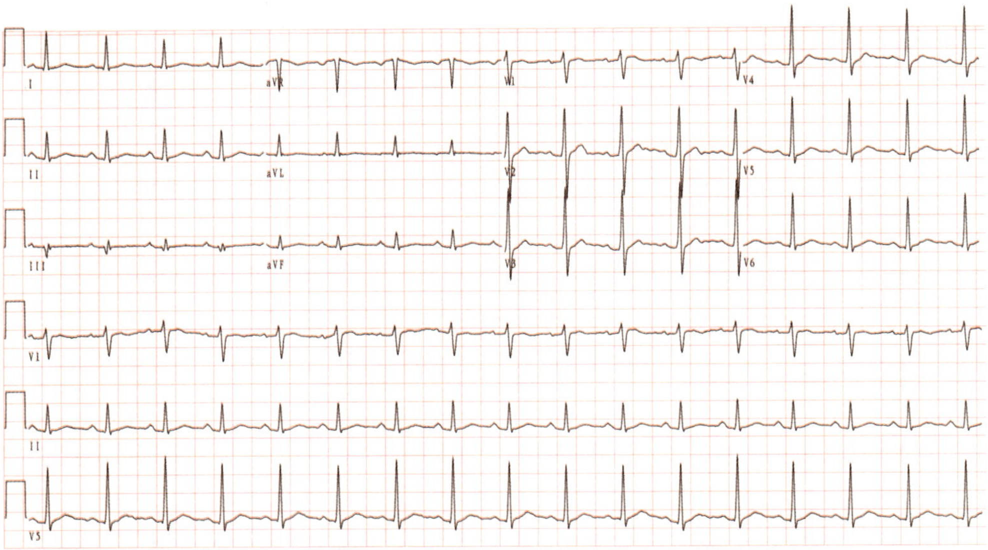

图5.1 窦性心律,正常心电图。

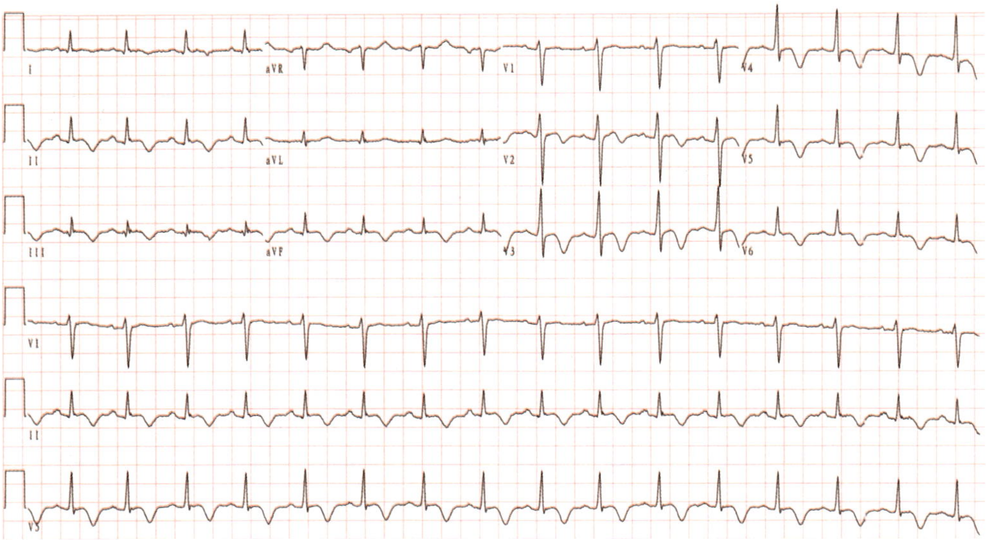

图5.2 本次住院后心电图。窦性心律,下壁、前壁T波异常,QTcB间期延长。

解析：P波在Ⅱ、Ⅲ、aVF导联直立，aVR导联倒置，频率为97次/分，为窦性心律；PR间期固定为154ms，QRS波时限为90ms，电轴为47°，QT间期为380ms，QTcB为482ms；Ⅱ、Ⅲ、aVF及V2~V6导联T波双肢对称倒置0.25~0.50mV。

化验室检查

钠为133.0mmol/L，钾为2.86mmol/L，钙为2.05mmol/L。

心脏超声

左心室舒张功能降低，EF为59%；左心室整体长轴应变为正常低限。

治疗经过

积极纠正电解质紊乱。住院期间面部、胸壁、下肢及足底多处可见新发暗红色皮损，疾病进展，与家属充分沟通后选择姑息性治疗。考虑患者心脏损伤，予以维布妥昔单抗+GDP方案（维布妥昔单抗100mg，吉西他滨1.8g，顺铂40mg，d2~4，地塞米松20mg，d1~4）。其间口服倍他乐克进行对症支持治疗。患者病情症状减轻后数天再度进展，心电图持续呈广泛缺血性表现，患者及家属要求出院观察并随诊。

讨论与总结

皮肤T细胞淋巴瘤属于结外非霍奇金淋巴瘤，临床治疗除了局部治疗、化疗、生物免疫治疗、造血干细胞移植以外，随着分子机制的不断深入，单克隆抗体、免疫检查点抑制剂的临床应用得到重视。西达本胺属于组蛋白去乙酰化酶抑制剂，常联合化疗作为皮肤T细胞淋巴瘤的一线治疗[1]。常见的不良反应为血液学不良反应[2]，国内也有研究提到心脏不良反应[1]。本例患者无心脏病相关病史，基础心电图无明显异常，病情进展后改用西达本胺1周期后心电图出现缺血性改变。该心电图改变是否与应用西达本胺有关？还是存在其他药物的心脏毒性反应？肿瘤或癌症患者治疗期间，无论是化疗、靶向治疗，还是免疫治疗，应密切观察心电图和定期评估心功能，有些药物的联合应用可能加重心脏负担。本例QT间期延长可能与低钾血症有关。

维布妥昔单抗是抗CD30抗体偶联药物，在皮肤T细胞淋巴瘤中具有良好的疗效[3-4]，还可以观察到在CD30表达极低的患者中达到临床缓解的疗效[5]，并且心脏毒性较小，主要表现为周围神经病变[6]。皮肤T细胞淋巴瘤具有明显的异质性，不同的类型和疾病阶段，应结合患者已出现的不良反应选择更适宜的治疗方法。

（马潇桐　王莉　耿旭红）

参考文献

[1] 赖文普，郑润辉，覃鹏飞，等. 西达本胺联合化疗治疗外周T细胞淋巴瘤的疗效研究[J]. 中国实用医药，2021，16(19)：25-27.

[2] Dupuis，J. et al. Combination of romidepsin with cyclophosphamide，doxorubicin，vincristine，and prednisone in previously untreated patients with peripheral T-cell lymphoma：a non-randomised[J]. *phase 1b/2 study.*，2015：e160-165.

[3] Dumont，M. et al. Efficacy and safety of brentuximab vedotin plus bendamustine in advanced-stage primary cutaneous T-cell lymphomas[J].*Br J Dermatol*，2019：1315-1317.

[4] Prince，H.M.，et al. Brentuximab vedotin or physician's choice in CD30-positive cutaneous T-cell lymphoma（ALCANZA）：an international，open-label，randomised，phase 3，multicentre trial[J]. *Lancet（London，England）*，2017，390(10094)：555-566.

[5] Mahevas，T. et al. Dramatic response to brentuximab vedotin in refractory nontransformed CD30(−)mycosis fungoides allowing allogeneic stem cell transplant and long-term complete remission[J].*Br J Dermatol*，2019：1517-1520.

[6] Mariotto，S.，et al. Clinical and neurophysiological serial assessments of brentuximab vedotin-associated peripheral neuropathy[J].*Leuk Lymphoma*，2019，260(11)：2806-2809.

病例 6

肺占位伴广泛心肌缺血

病史介绍

患者女,65岁,因“间断咳嗽6个月,胸闷、气短1个月”就诊于呼吸科。肺部CT显示右肺上叶纵隔旁软组织肿物影,考虑肺癌;两肺多发实性结节,考虑转移瘤可能;右侧锁骨上及纵隔多发肿大淋巴结,考虑转移。支气管镜显示气管、支气管各叶段开口通畅,未见新生物。现为求进一步治疗入院。

入院体格检查

患者体温为36.3℃,脉搏为106次/分,呼吸为20次/分,血压为94/68mmHg,心律齐,各瓣膜听诊区未闻及杂音,第二心音亢进,双肺呼吸音粗,双肺底未闻及明显干湿啰音。

辅助检查

心电图

解析(图6.1):窦性心律,心律齐,心率为96次/分,肢体导联QRS综合电压<0.5mV,V1、V4~V6导联QRS综合电压<1.0mV,下壁及V4~V6导联异常q波伴T波双肢对称深倒置,QTc间期延长达520ms。

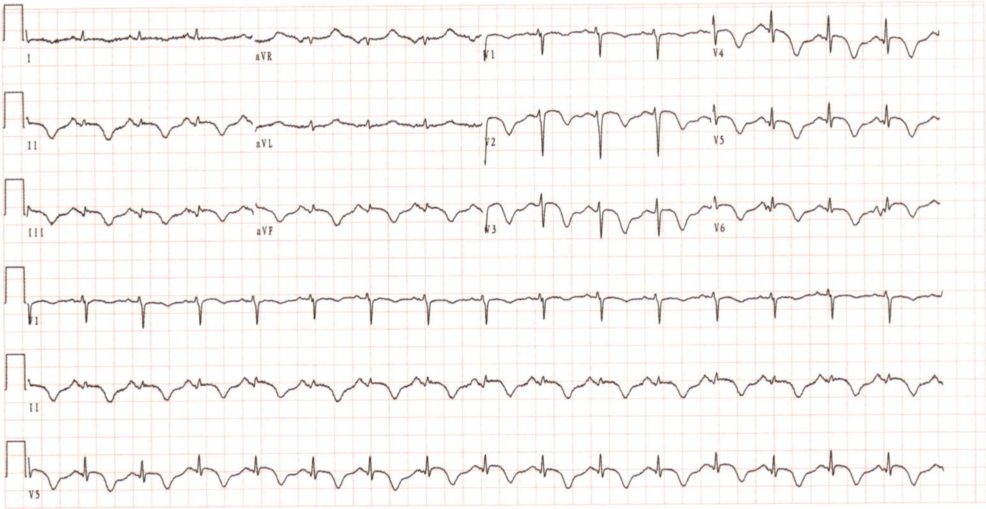

图6.1 窦性心律，下壁、前侧壁异常q波，QRS低电压，ST-T改变，QT间期延长。

化验室检查

NT-proBNP为2790pg/mL，cTnI为0.916μg/L。

影像学检查

经胸超声心动图：LA为28mm，LV为42mm，LVEF为43%，左心室壁运动减低、不协调，二尖瓣、三尖瓣少量反流，左心室收缩功能及舒张功能轻度降低。

治疗经过

患者2天前于外院进行支气管镜检查时出现晕厥，心率、血压等具体情况不详。缓解后主诉胸骨后疼痛，心悸，乏力，无头晕、头痛等不适，现好转。入院查心电图显示窦性心律，下壁、前侧壁异常q波，QRS波低电压，ST-T改变，QT间期延长。cTnI为0.916μg/L报危急值，NT-proBNP为2790pg/mL。心肌酶、肌红蛋白正常，心脏超声显示左心室壁运动降低、不协调，二尖瓣、三尖瓣少量反流，左心室收缩及舒张功能轻度降低。EF为43%，后复查床旁心电图较之前未见明显动态变化，复查cTnI为0.822μg/L，危急值，持续给予硝酸甘油泵入。

患者原发肺部病变，入院时心电图异常，心肌酶及肌钙蛋白I异常，临床补充诊断为急性心肌梗死。考虑患者现阶段心脏方面疾病较为严重，为避免引起心脏功能急剧恶化，应先改善心脏功能治疗后，再治疗肺部疾疾。向家属交代后，家属要求回当地医院进一步治疗遂办理出院。

讨论与总结

当前肿瘤合并冠状动脉粥样硬化性心脏病（冠心病）患者数量逐年上升，其预后及临床处理策略成为肿瘤心脏病学关注的焦点。肿瘤作为冠心病的独立危险因素，通过多种机制打破机体抗凝和纤溶系统的平衡，导致动静脉血栓形成和出血的风险增加，提高了冠心病的发病率[1-3]，另外，肿瘤治疗的心脏毒性作用也可促进冠心病的发生与发展[4]。与普通人群相比，肿瘤患者合并冠心病的病情更复杂。对肿瘤合并急性冠脉综合征进行冠状动脉介入术的患者来说，有高血栓及高出血的风险，肿瘤治疗和急性冠脉综合征经皮介入治疗（PCI）的处理策略相互制约，影响患者预后的危险因素尚不明确[5]。

本例患者肿瘤病史6月余，在原有冠心病危险因素的基础上，肿瘤本身进一步促进了急性冠脉综合征的发生，而冠心病相关治疗与抗肿瘤治疗相悖，考虑患者心电图广泛心肌缺血（下壁、广泛前壁心肌梗死可能）、NT-proBNP及cTnI显著升高，LVEF为43%，优先处理心脏病变，暂缓抗肿瘤治疗。提示临床医生对肿瘤患者应更积极地管理和控制冠心病相关危险因素，进行早期筛查与干预。

（王妍　成思瑶　耿旭红）

参考文献

[1] Devereaux PJ, Sessler DI, et al. Cardiac Complications in Patients Undergoing Major Noncardiac Surgery [J]. *N Engl J Med*, 2015, 373(23): 2258-2269.

[2] 邵群，张志仁．肿瘤心脏病学在中国的挑战与期盼[J]. 肿瘤综合治疗电子杂志，2019，5(3)：1-3.

[3] Wu C, Li M, Meng H, et al. Analysis of status and countermeasures of cancer incidence and mortality in China[J]. *Sci China Life Sci*, 2019, 62(5): 640-647.

[4] Rymer JA, Rao SV. Anemia and coronary artery disease: pathophysiology, prognosis, and treatment[J]. *Coron Artery Dis*, 2018, 29(2): 161-167.

[5] 杨晨，孙志军，蒋博，等．急性冠脉综合征合并恶性肿瘤患者冠脉介入术后的预后分析[J]. 中国循证心血管医学杂志，2022，14(1)：108-111.

病例 7

肝癌患者接受免疫检查点抑制剂治疗后出现ICIs相关性心肌炎伴严重心律失常

病史介绍

患者男，50岁，体检发现肝脏占位，MR提示肝癌，在外院进行肝癌介入治疗10次，治疗后辅以索拉非尼靶向治疗、阿帕替尼抗血管生成治疗、恩替卡韦抗病毒治疗、卡瑞利珠单抗免疫治疗10个周期。最近因“出现乏力伴双下肢水肿，偶有气短”来院就诊。

入院体格检查

患者体温为36.7℃，脉搏为74次/分，呼吸为18次/分，血压为109/69mmHg，心律齐，各瓣膜听诊区未闻及杂音，第二心音亢进，双肺呼吸音粗，双肺底未闻及明显干湿啰音。腹软，双下肢无明显水肿。

辅助检查

心电图

入院常规心电图见图7.1，24小时动态心电图片段见图7.2至图7.3，3个月后复查心电图见图7.4。

心电图（图7.1）：可见数次P波不匀齐出现，PP间期880~1320ms，Ⅱ导联P波低平、V1导联P

波直立，P波与QRS波完全无关。QRS波宽大畸形，类右束支合并左前分支阻滞图形，aVR导联呈单向R波，V1导联单向R波伴切迹，RR间期不等，短RR间期640ms，长RR间期960ms，为室性心动过速伴3:2传出阻滞。

24小时动态心电图（图7.2）：本图可见P波与QRS波无关，QRS波宽大畸形>120ms，呈3种不同形态，前半部分在V1导联呈rS与rSr型交替出现，后半部分在V1导联呈rS型与单相R型交替出现，RR间期不等，相同形态的QRS波偶联间期一致。为3个起源点的双向室性心动过速，左束支阻滞形态与右束支阻滞形态rSr'型，此种双向室性心动过速较为罕见。

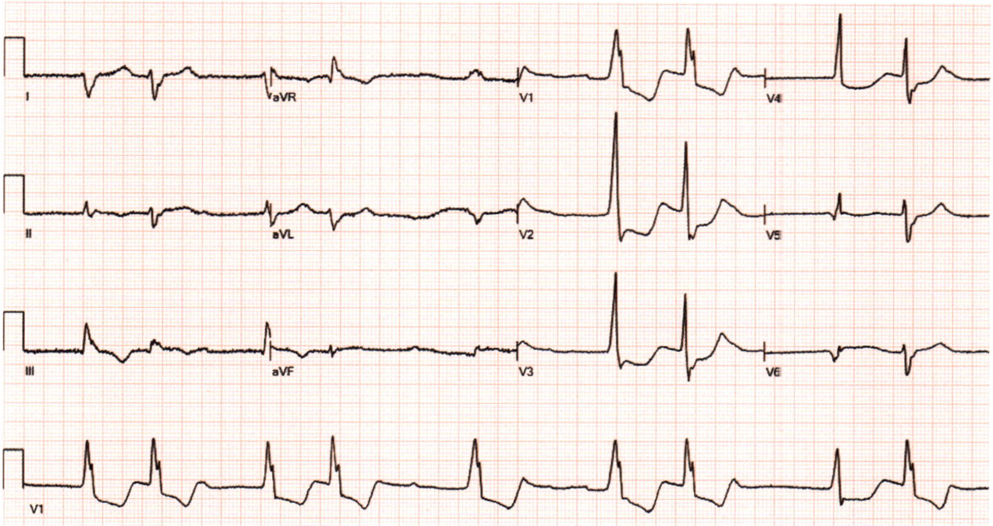

图7.1　窦性心律失常，室性心动过速伴3:2传出阻滞，完全性房室分离。

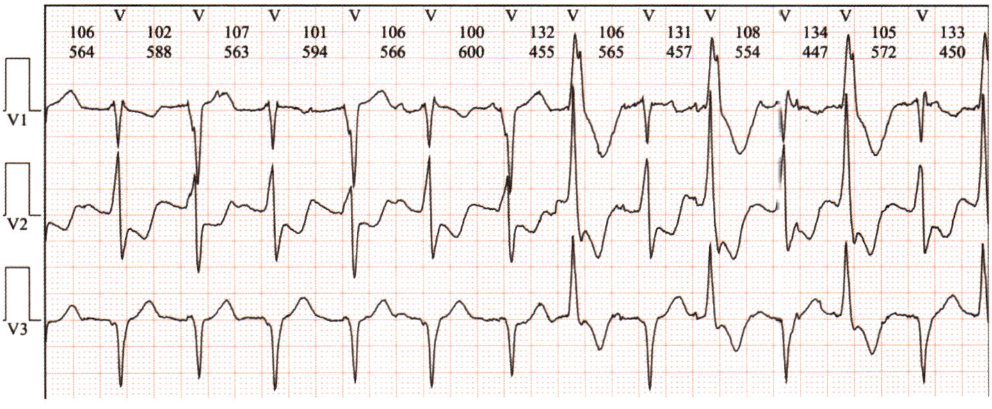

图7.2　多源室性心动过速（呈双向性室性心动过速），完全性房室分离。

解析(图7.3):本图可见窦性P波匀齐出现,频率为98次/分,均未下传心室,QRS波呈宽窄2种形态,窄QRS波缓慢匀齐,频率为52次/分,Ⅱ、Ⅲ、aVF、V4~V6导联QRS波呈qR型,V5、V6导联QRS波综合电压<1.0mV。Ⅱ、Ⅲ、aVF、V4~V6导联ST段弓背抬高0.15~0.25mV伴T波倒置,I、aVL导联ST段压低0.2~0.3mV伴T波高大直立。符合交界性逸搏及逸搏心律伴急性下壁、前侧壁心肌缺血心电图改变。同一形态的宽QRS波均提前出现,为室性期前收缩及短阵室性心动过速。

解析(图7.4):本图可见窦性P波匀齐出现,频率为62次/分,均未下传心室,QRS波缓慢匀齐,频率为52次/分,QRS波时限80ms,肢体导联QRS波综合电压<0.05mV,V1、V2、V4~V6导联QRS波综合电压<1.0mV。V2~V5导联ST段水平压低0.05~0.20mV。

化验室检查

NT-proBNP为395ng/L,cTnI为1.9μg/L,肌酸激酶同工酶MB为44.10U/L。

影像学检查

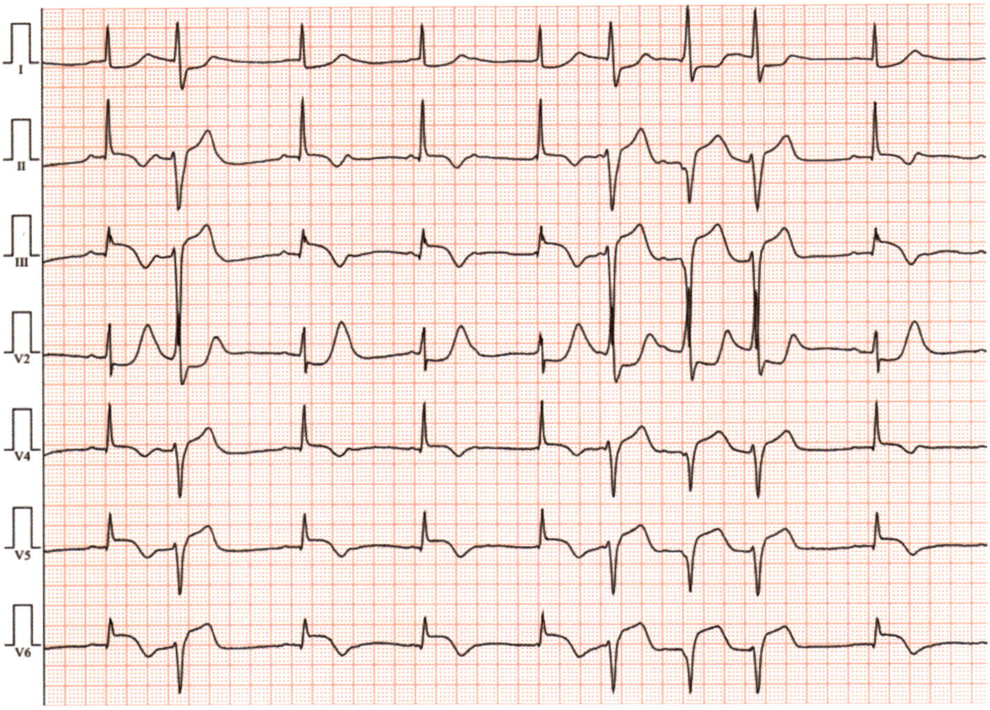

图7.3 窦性心律,三度房室传导阻滞,室性期前收缩,短阵室性心动过速,交界性逸搏及逸搏心律,左胸导联QRS波低电压,下壁、前侧壁ST段抬高伴T波倒置。

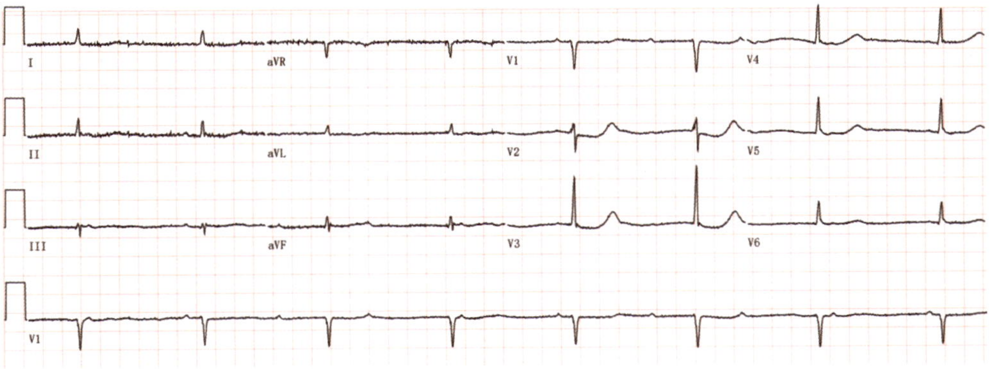

图7.4 窦性心律,三度房室传导阻滞,交界性逸搏心律,QRS波低电压,QT间期延长,ST段压低。

经胸超声心动图:左心室增大,合并二尖瓣中度关闭不全,左心室壁厚度及运动异常,左心室舒张功能受损,心律失常,三尖瓣少量反流,EF为58%。

冠状动脉CTA:可见钙化及非钙化斑块形成,多支受累,符合动脉硬化表现。

治疗经过

患者入院后暂缓免疫治疗,给予抑酸、抗病毒、补钾、提升心率、保肝、静滴白蛋白等治疗。心内科会诊后建议患者目前无血流动力学障碍,暂不给予安装心脏起搏器。再次复查肌钙蛋白I为1.36μg/L,肌酸激酶同工酶MB为55.16U/L,考虑免疫性心肌损害可能性大,建议应用糖皮质激素或静脉注射人免疫球蛋白治疗,待病情稳定后出院。

患者院外继续接受抗乙型肝炎病毒、改善循环等治疗,3个月后复查心电图(图7.4)仍为三度房室传导阻滞,交界性逸搏心律。心脏超声显示射血分数为48%,左心增大合并二尖瓣中-大量反流,左心室壁厚度、回声及运动异常,左心室收缩功能轻度降低,舒张功能受损,肺动脉压轻度升高合并三尖瓣少量反流。

讨论与总结

目前,临床应用的免疫检查点抑制剂(ICIs)包括:PD-1与其配体(PD-L1)通路抑制剂和细胞毒性T淋巴细胞相关抗原4(CTLA4)抑制剂。ICIs相关心肌炎发病率较低,发病时间不一,常发生于接受ICIs治疗的最初12周内,少数迟发病例可能发生于20周后,可表现为电生理异常,如房性及室性心律失常、无脉性电活动或完全性房室传导阻滞,这些异常可进展为急性心力衰竭或猝死[1-2]。研究发现,94%的心肌炎患者血清肌钙蛋白异常[3],66%的患者钠尿肽异常[4],其他如肌酸激酶(CK)及其同工酶(CK-MB)等均可升高。超声心动图是可疑ICIs相关心肌炎的一项重要检查,近半数患者的LVEF显著下降[5-6]。超声心动图可出现节段性室壁运动异常、室壁增厚、舒张功能减退、心包积液等改变[7]。

该例患者应用ICIs 10周期后出现心力衰竭症状,静息心电图出现了室性心动过速;肌钙蛋白持续高于正常值,肌酸激酶同工酶、BNP均出现了不同程度的升高;心脏超声提示室壁运动异常、室壁增厚,LVEF为58%;冠状动脉CTA可见钙化及非钙化斑块,综合评估符合免疫性心肌炎特点。ICIs相关心肌炎诊断的金标准是心内膜活检,属于有创手段,临床应用受限。心脏磁共振成像是无创诊断传统心肌炎的重要方法。治疗早期,足量的糖皮质激素有助于改善心肌炎预后。本例为原发性肝癌患者,结合既往糖尿病史、肝脏介入治疗、靶向治疗等病史,在使用ICIs抗肿瘤治疗时,增加了发生心血管不良事件的风险。对ICIs治疗的高风险患者应密切观察并进行风险评估,以减少ICIs相关心肌炎及心律失常的发生,对已出现严重心律失常的患者应立即停药并采取相应措施进行紧急干预。

(王妍　王莉　潘烁)

参考文献

[1] Wenhua Song, Yi Zheng, Mei Dong, et al. Electrocardiographic Features of Immune Checkpoint Inhibitor Associated Myocarditis[J]. *Curr Probl Cardiol*, 2023, 48: 101478.

[2] 孟泓,孔彬,帅维,等. 抗癌药物相关心房颤动的作用机制研究进展[J]. 中华心律失常学杂志,2022,26(2):192-194.

[3] Chen DY, Huang WK, Chien-Chia Wu V, et al.Cardiovascular toxicity of immune checkpoint inhibitors in cancer patients: A review when cardiology meets immuno-oncology[J]. *J Formos Med Assoc*, 2020, 119(10):1461-1475.

[4] 龙浪,罗锋,王力,等. 程序性细胞死亡蛋白1配体抑制剂Atezolizumab引起免疫相关性心肌炎一例报道[J]. 中国全科医学,2021,24(14):1837-1840.

[5] Yang S, Asnani A. Cardiotoxicities associated with immune check-point inhibitors[J]. *Curr Probl Cancer*, 2018, 42(4):422-432.

[6] Escudier M, Cautela J, Malissen N, et al. Clinical features, management, and outcomes of immune checkpoint inhibitorrelated cardiotoxicity[J]. *Circulation*, 2017, 136(21):2085-2087.

[7] 肖乾凤,王斯,刘燕扬,等. 免疫检查点抑制剂相关性心肌炎的诊治[J]. 心血管病学进展,2022,43(7):610-614.

病例 8

胆管细胞癌化疗期间出现 Wellens 综合征

病史介绍

患者男，41 岁，因“体检发现肝脏占位”入院。患者无心血管疾病相关既往史和家族史。常规入院检查正常，肝脏的占位经手术成功切除并由病理最终证实为胆管细胞癌。

入院体格检查

患者体温为 36.7℃，脉搏为 100 次/分，呼吸为 20 次/分，血压为 104/59mmHg，心律齐，各瓣膜听诊区未闻及杂音，P2>A2，双肺呼吸音粗，未闻及干湿啰音及胸膜摩擦音。腹软，双下肢无明显水肿。

辅助检查

心电图

患者结束 5 个化疗周期后出现胸骨后疼痛，进行常规心电图检查，如图 8.1 所示。左前降支置入 1 枚支架术后 10 天复查心电图，如图 8.2 所示。

解析(图8.1):窦性心律;心率为99次/分;V1~V3导联呈rS型,rV1>rV2>rV3,V2~V5导联ST段呈斜直向上形态抬高(0.2~0.4mV)伴T波正负双相。QTc轻度延长479ms。

心电图(图8.2):窦性P波匀齐出现,心率为61次/分;V1~V3导联呈rS型,rV2>rV3,ST段恢复至基线,V2~V6导联T波对称性深倒置0.4~1.35mV。

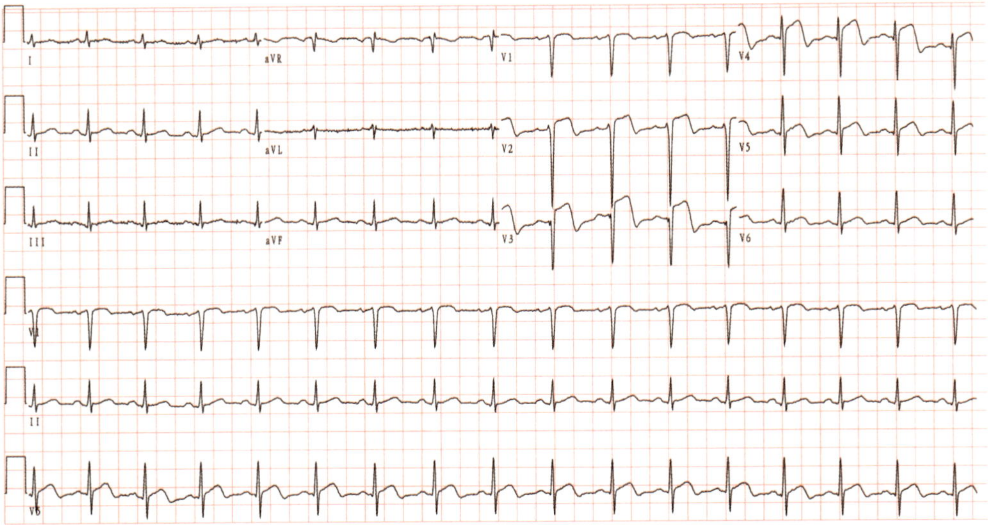

图8.1 窦性心律,前壁r波逆递增,ST-T改变。

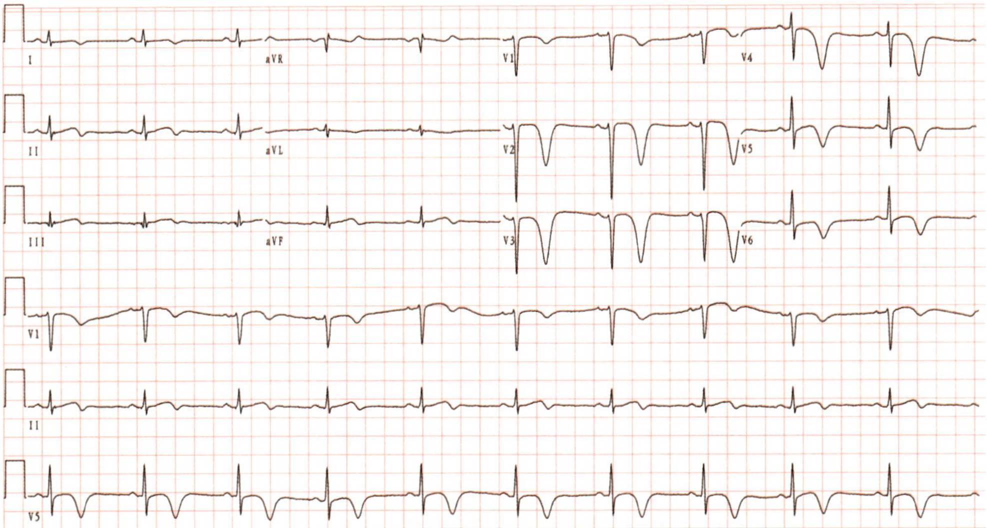

图8.2 窦性心律,前壁r波递增不良,ST-T异常改变。

化验室检查

cTnI为19.6ng/mL，NT-proBNP为2980pg/mL。

影像学检查

冠状动脉造影显示左前降支中段弥漫性狭窄，最重处达95%。

治疗经过

围手术期之后，开始静脉输注吉西他滨/白蛋白紫杉醇联合方案，6周期后因患者双腿麻木不耐受而改为吉西他滨/顺铂联合方案。吉西他滨/顺铂联合方案第3周期后患者间断发生一过性胸闷，随着治疗的继续，胸前区的不适逐渐加重并发展为持续数分钟的胸骨后疼痛（图8.1）。随后患者被紧急转诊至心脏科，检测cTnI为19.6ng/mL，NT-proBNP峰值浓度为2980.0pg/mL。冠状动脉造影显示左前降支中段弥漫性狭窄，最重处达95%，置入支架1枚。血管重建术后患者再无心前区不适症状。10天后再次复查心电图，图8.2显示窦性心律，心率为61次/分，胸前导联R波递增不良，肢体导联低电压趋势，T波异常，V1~V6导联T波对称性深倒置，QTcB为470ms，符合急性心肌缺血恢复期动态演变。1年后随访复诊心电图（图8.3），为窦性心律，正常心电图，无肢体导联低电压及R波递增不良表现。

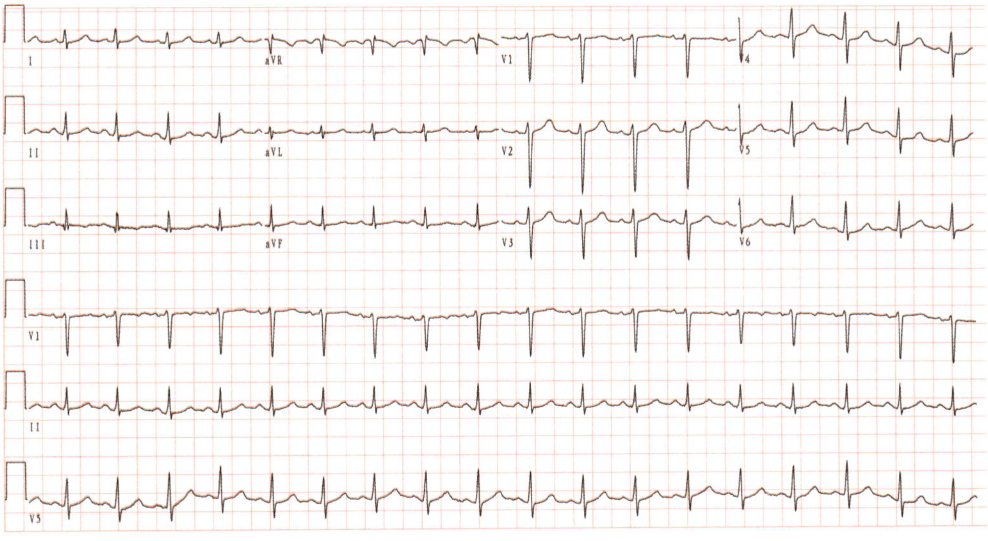

图8.3 冠状动脉支架术后1年的心电图。

讨论与总结

Wellens综合征的诊断标准包括：①V2~V3导联的正负双相(最初为正向，随后为基线的负偏转)或深倒置T波；②无或轻微ST段抬高(<1mm)；③无心前Q波或R波递增不良；④有心绞痛发作史；⑤在患者胸痛未发作时出现以上心电图改变；⑥心脏标志物正常至轻度升高。Wellens综合征是一种能够预示前降支冠状动脉近段严重狭窄或严重阻塞即将发生的特征性的心电图模式[1-2]。

Wellens综合征的ECG图形通常在胸痛消失期间有限的一段时间内存在，ST段抬高可随着病情的进展而出现[3]。此例患者当时记录到的图形可能为冠状动脉病变进展到了新的窗口期的特征性心电图变化，这一特征性图形的诊断无论是对病情进展程度的判断，还是对后续临床治疗方式的选择和时机的把控都有重要意义。

化疗药物在治疗肿瘤的同时，也会对心血管系统产生不同程度的损害[4]。其引发的心血管毒性表现多种多样，包括血压变化、心包炎、心律失常、心肌炎、心肌病、急性冠脉综合征(ACS)等致命的严重事件[5]。心脏毒性的发生率因给药方式的不同而存在差异性，选择持续的静脉给药方式可能会增加心血管毒性的发生风险[6]。吉西他滨通常是一种耐受性良好的细胞毒性药物，具有非常低的心脏毒性，最常见的副作用是剂量限制性骨髓抑制[5]。研究发现吉西他滨可能与心血管药物不良反应(CV-ADR)有关[6]。据报道，与吉西他滨治疗相关的潜在致命性心血管不良药物反应的心脏事件主要种类包括心肌缺血、心包疾病、室上性心律失常和心力衰竭。这种潜在的心血管不良药物反应可能因其他化疗药物的配伍使用而产生协调效应或者叠加效应，吉西他滨和紫杉醇或者顺铂的联合使用会加重肿瘤患者心血管系统的负担。在一项药物警戒性研究中显示，在119例心肌梗死报道中，联合治疗(吉西他滨和至少一种其他疑似抗癌药物)比单独使用吉西他滨更具危险性(86/119对33/119)。在这些伴随药物中顺铂和紫杉醇的占比位居第1位置和第2位置(分别达46%和24%)。吉西他滨联合顺铂的心脏毒性以MI最为显著[6]。尽管每种药物给予的剂量可能都是安全剂量，每种治疗都有不同的作用机制，但可能会产生毒性协同作用或多重打击机制导致严重的心脏毒性[7-8]。

这例患者化疗相关的心血管毒性事件因及时发现得到了有效的治疗，吉西他滨联合化疗诱发ACS的报道很少，吉西他滨(剂量和输注方案)或患者相关的几个因素(年龄、电解质失衡、心脏病史和同时使用其他心脏毒性药物)可影响吉西他滨相关ACS的发生率[9]。其机制目前尚无定论，普遍接受的假说认为它和药物对内皮的直接损伤或者冠状动脉痉挛有关[10]。在这例报道中，一名没有心血管疾病既往史的41岁男性，在接受吉西他滨/白蛋白紫杉醇、吉西他滨/顺铂先后两种联合化疗方案期间，发生了化疗相关的心血管毒性作用：急性广泛前壁心肌梗死。通过对ECG检查中特征性Wellens综合征图形的诊断，指导了后续临床合理的干预，可能改善了患者的预后。因此，在含吉西他滨联合化疗方案输注期间，细致的临床和心脏监测是很有必要的。同时，这例病例报道也为未来更深入地探索含吉西他滨的联合化疗方案相关心血管毒性的研究提供了参考。

（梁续飞　陈永真　耿旭红）

参考文献

[1] Morris N, Howard L. Bet 1: in patients with suspected acute coronary syndrome, does Wellens' sign on the electrocardio graph identify critical left anterior descending artery stenosis?[J]. *Emerg Med J*, 2017, 34: 264-266.

[2] Rhinehardt J, Brady WJ, Perron AD, et al. Electrocardiographic manifestations of Wellens' syndrome[J]. *Am J Emerg Med*, 2002, 20: 638-643.

[3] Tandy TK, Bottomy DP, Lewis JG. Wellens' syndrome[J]. *Ann Emerg Med March*, 1999, 33: 347-351.

[4] Yeh ET, Bickford CL. Cardiovascular complications of cancer therapy: incidence, pathogenesis, diagnosis, and management[J]. *J Am Coll Cardiol*, 2009, 53: 2231-2247.

[5] Hazam R, Taha A, Kimbμgwe J, et al. Gemcitabine-related acute coronary syndrome[J]. *J Med Cases*, 2020, 11: 30-33.

[6] Hilmi J, Ederhy S, Waintraub X, et al. Cardiotoxicity associated with gemcitabine: literature review and a pharmacovigilance study[J]. *Pharmaceuticals (Basel)*, 2020, 13: 325.

[7] Mohebali D, Matos J, Chang JD. Gemcitabine induced cardiomyopathy: a case of multiple hit cardiotoxicity[J]. *ESC Heart Fail*, 2017, 4: 71-74.

[8] Zamorano JL, Lancellotti P, Munoz DR, et al. 2016 ESC position paper on cancer treatments and cardiovascular toxicity developed under the auspices of the ESC committee for practice guidelines: the task force for cancer treatments and cardiovascular toxicity of the European Society of Cardiology (ESC)[J]. *Eur Heart J*, 2016, 37: 2768-2801.

[9] Yeh ET, Tong AT, Lenihan DJ, et al. Cardiovascular complications of cancer therapy: diagnosis, pathogenesis, and management[J]. *Circulation*, 2004, 109: 3122-3131.

[10] Yazdi D, Sharim J. A nearly stressful situation-a case of Wellens syndrome[J]. *JAMA Intern Med*, 2019, 179: 704-706.

病例9

上腭鳞状细胞癌多发转移放化疗后出现气喘、胸闷

病史介绍

患者男，53岁，5个月前被鱼刺刺入上腭后，发现局部溃疡，伴吞咽疼痛，遂就诊于当地卫生所。给予口服及外用药物后，溃疡面积缩小，疼痛减轻。1个月前左颌下肿胀，程度逐渐加重，后确诊为上腭鳞状细胞癌。使用奥沙利铂、甘露醇针、替吉奥胶囊化疗1个疗程后予以面部局部放疗，放疗前常规心电图为窦性心律，正常心电图。放疗结束后继续给予奥沙利铂、替吉奥化疗及人血管内皮抑制素靶向治疗。化疗第2周期用药前患者自觉心慌不适，遂进行心电图检查，心电图V1~V3导联出现ST段抬高。临床给予系列检查以排除急性冠脉病变。

入院体格检查

患者体温为38.0℃，脉搏为73次/分，呼吸为22次/分，血压为169/116mmHg；两肺呼吸音清，未闻及干湿啰音，心音有力，心律齐，各瓣膜听诊区未闻及杂音。左腭溃疡状，左腮腺区隆起，轻度压痛。

辅助检查

心电图

放化疗后动态心电图见图9.1，放化疗后20天突发气喘复查心电图见图9.2，患者胸闷加重

时急查心电图见图9.3。

心电图（图9.1）：窦性心律，心率为64次/分，节律匀齐。V2导联ST段抬高0.1mV，Ⅰ、Ⅱ、Ⅲ、aVF、V2、V3导联T波双肢对称倒置，V4~V6导联U波浅倒置。

解析（图9.2）：P波在Ⅰ、Ⅱ、aVF导联直立，aVR导联倒置，频率为108次/分，基础心律为窦性心动过速；QRS波时限为120ms，V1导联呈rsR’型，Ⅰ、Ⅱ、V5及V6导联可见宽顿的S波，符合完全性右束支阻滞图形；第9、10、15个QRS波提前出现，其前有相关P’波，QRS波形态与窦

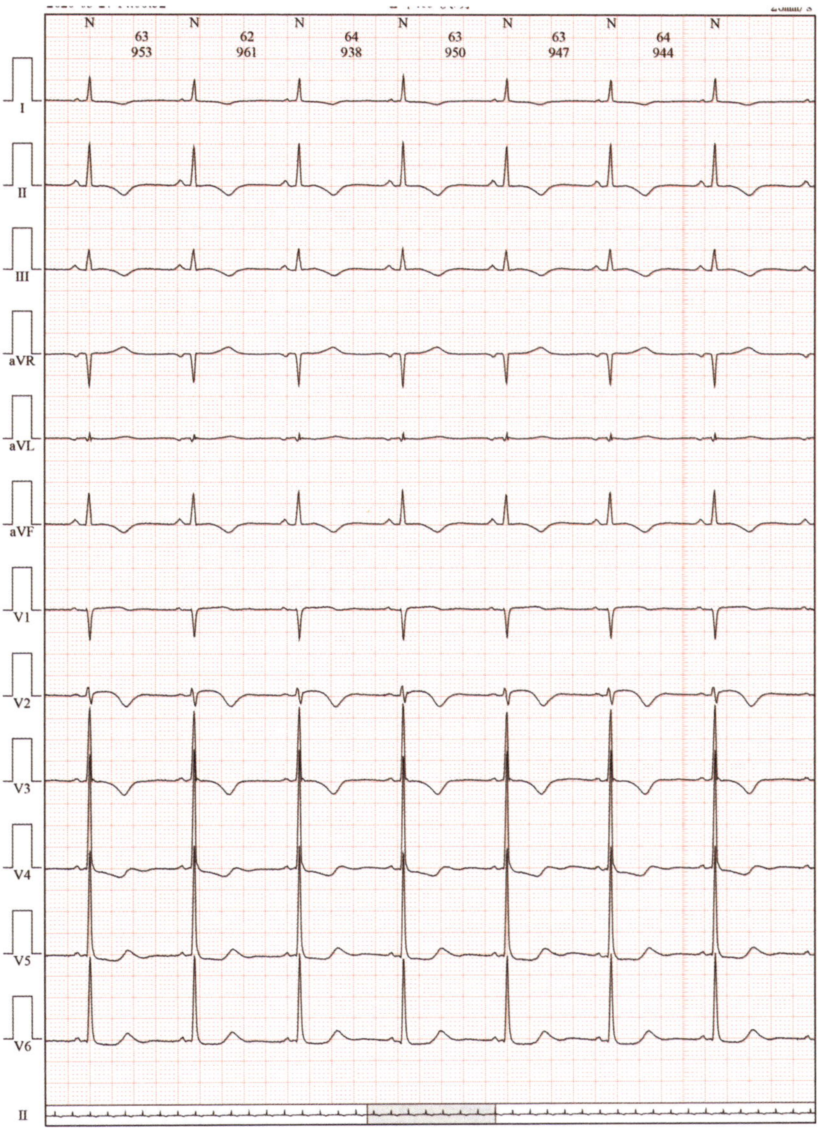

图9.1　窦性心律，ST-T改变，U波改变。

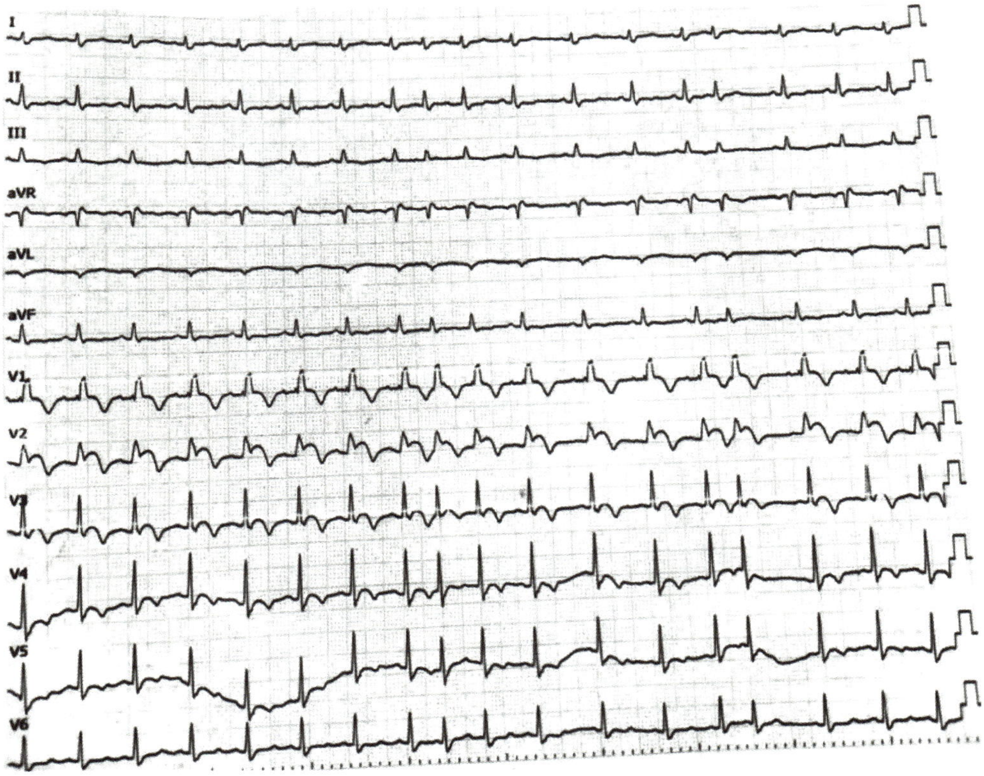

图 9.2　窦性心动过速，房性期前收缩，完全性右束支阻滞，ST-T 改变。

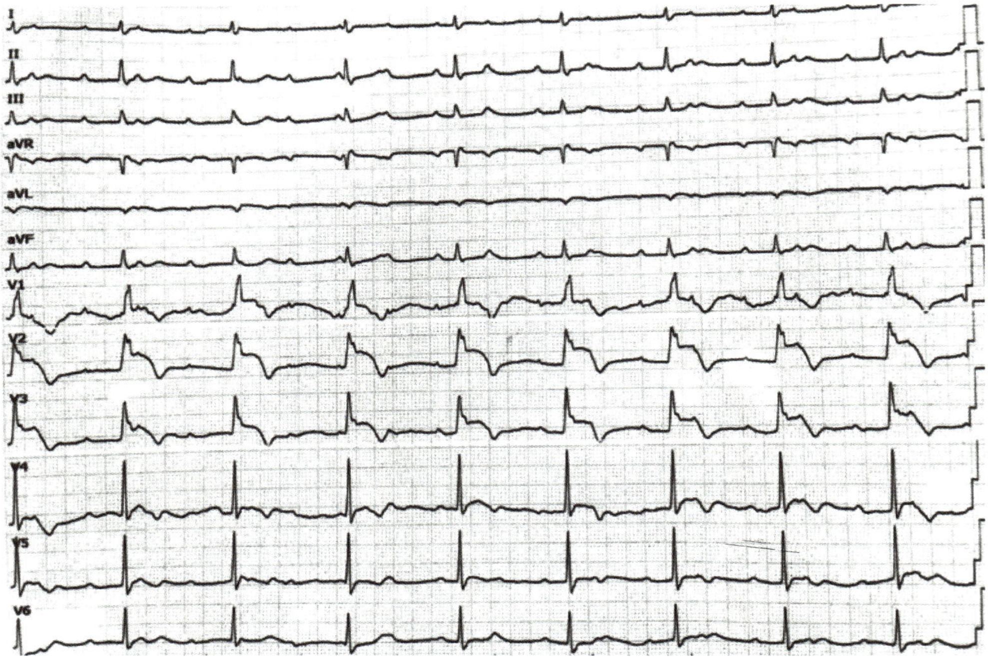

图 9.3　窦性心动过速，三度房室传导阻滞，交界性逸搏心律，完全性右束支阻滞，ST-T 改变。

性下传的QRS波形态相同，符合房性期前收缩特点。V1~V4导联ST段弓背向上抬高0.1~0.4mV，Ⅱ、aVF、V6导联T波低平，V1~V4导联T波双肢对称倒置。ST-T改变的范围及程度均较之前加重。

心电图(图9.3)：窦性P波匀齐出现，PP间期520ms，频率为115次/分，为窦性心动过速。RR间期为1132ms，频率为53次/分，PR间期不等，RR间期相等，为三度房室传导阻滞，QRS波形态与之前窦性下传的QRS波形态相同，均呈完全性右束支阻滞图形，符合交界性逸搏心律。全导联QRS波电压均较之前降低，V1~V4导联ST段弓背向上抬高0.1~0.4mV，V1~V3导联T波双肢对称倒置(倒置幅度较之前减轻)，V4导联T波负正双向，V5、V6导联T波低平。

影像学检查

冠状动脉CTA显示符合动脉粥样硬化表现，左主干末段及前降支近段钙化斑块，管腔轻度狭窄；前降支中段心肌桥；心包积液。

经胸超声心动图：左心室下壁、后壁运动降低，左心室舒张功能降低，于放化疗后出现中量心包积液。

心包积液超声：中量心包积液。

化验室检查

心肌酶：肌红蛋白为22.9μg/L，谷草转氨酶为15.8U/L，肌酸激酶为49.5U/L，肌酸激酶同工酶为11.40U/L，乳酸脱氢酶为176.0U/L，α-羟丁酸为123.6U/L；NT-proBNP为1090pg/mL，cTnI为0.012μg/L。

治疗经过

患者进行心电图检查期间自觉心慌不适，心电图提示ST-T改变，心脏彩超、NT-proBNP提示心功能不全，冠状动脉CTA符合动脉粥样硬化表现且存在心包积液，心内科建议进行心包穿刺、辛伐他汀稳定斑块治疗，患者及家属拒绝进行心包穿刺操作，病情稳定暂观察。20天后，患者自觉心慌、气喘加重，再次就诊。复查心电图(图9.2)为窦性心动过速(108次/分)，房性期前收缩，完全性右束支阻滞，V1~V4导联ST段弓背向上抬高0.01~0.04mV伴T波双肢对称倒置。患者坚持原方案继续化疗至第3周。10天后，患者自觉胸闷症状加重而再次就诊，心电图为窦性心动过速(115次/分)，三度房室传导阻滞，完全性右束支阻滞，交界性逸搏心律，ST-T改变(图

9.3)。心内科会诊建议患者安装起搏器，患者病情进一步加重，拒绝治疗，自动出院，出院1天后死亡。

讨论与总结

心血管疾病是癌症治疗的严重副作用之一，对心脏功能和正常结构的损害会影响患者的治疗，严重者可危及生命。目前已发现放疗会通过氧化还原反应、细胞死亡、炎症、纤维化等机制对心脏功能造成损害。此外，化疗药物还可能引起氧化应激、瓣膜功能障碍，对心脏各部位造成损伤，如冠状动脉[1]。放化疗可增加患者冠状动脉疾病、心律失常、心肌炎、心包炎、心动过速等一系列心血管疾病的高发风险[2-4]。

本例患者患有上腭鳞状细胞癌，接受放化疗联合治疗5个月，心电图出现ST段持续抬高及进行性传导阻滞，考虑：①该患者虽然接受放疗，但放疗部位为面部，并且是局部放疗，不会导致放射性心脏损伤；②患者应用奥沙利铂、替吉奥一次后出现心慌症状，考虑心脏症状与化疗关系不大，肌钙蛋白无升高；③Lev氏病好发于老年人，但进程较慢，该患者房室传导阻滞呈进展性、进行性加重，不太符合Lev氏病；④心包炎患者可出现胸闷、气喘症状，可出现心包积液，并伴有心电图ST段广泛弓背向下抬高，但该患者心电图PR段无压低，只在前壁导联出现ST段弓背向上抬高，与心包炎不同；⑤冠状动脉供血相关导联出现ST段弓背向上抬高最常见于冠状动脉闭塞，本例患者症状、冠状动脉CTA及化验室检查均不支持；⑥本例患者出现肺部等多发转移，心脏超声可见心包积液，左心室下壁、后壁运动降低，NT-proBNP升高(1090.0pg/mL)，肌钙蛋白I正常(0.012μg/L)，冠状动脉CTA显示动脉粥样硬化及前降支中段心肌桥，不能排除心脏转移，患者拒绝进一步检查。肿瘤发生心脏转移早期无明显症状，常在尸检时发现，临床报道比例可能低于实际发生率，一般很难得到进一步的病理证实。本例患者胸闷症状加重与心电图ST-T改变及传导阻滞加重同步出现，当肿瘤患者出现胸闷等相关症状或心电图改变时须警惕心脏转移的可能性。心脏转移瘤预后较差，进展快，该患者最终放弃治疗，自动出院，出院1天后死亡。

(王莉　张楠　潘烁)

参考文献

[1] Xiao Fu, Juan Tang, Ping Wen, et al. Redox interactions-induced cardiac toxicity in cancer therapy. [J]. *Archives of biochemistry and biophysics*, 2021, 708: 108952.

[2] 罗宙红，孙显辉，阿依努尔．化疗与联合放化疗治疗恶性肿瘤的心电图对比分析[J].当代医学，2012，18(28)：49-50.

[3] 陈峥，曹淑华，宋丽云．心脏放射损伤心电图改变的分析[J].实用医技杂志，2005(11)：1397-1398.

[4] Singh K，A Alameri A，Ali Hamza A，Najafi M，et al. Cardiac Injury Following Chemo/Radiation Therapy：An Updated Review on Mechanisms and Therapeutic Approaches[J]. *Curr Radiopharm*，2023，16(3)：185-203.

病例 10

食管癌脑转移致 Niagara 瀑布样 T 波

病史介绍

患者男，67 岁，因“20 天前无诱因出现阵发性头晕，双下肢无力、抽搐”，于 2023 年 5 月入院。患者 6 年前确诊为食管癌，术后进行放化疗（单药替吉奥，TC 方案）；3 年前肺部出现转移，进行肺叶切除术，术后恢复尚可。既往有高血压病史。

入院体格检查

患者体温为 36.5℃，脉搏为 70 次/分，呼吸为 22 次/分，血压为 125/80mmHg，双肺呼吸音粗，双肺底未闻及明显干湿啰音，第二心音亢进，双下肢无明显水肿。

辅助检查

心电图

患者入院时心电图（2023 年）见图 10.1。

心电图：窦性心律，R5 提前出现，其前无相关 P 波，形态与窦性下传不同，为室性期前收缩。R10 提前出现，其前有 P’波，P’R 间期>窦性下传的 PR 间期，QRS 波类右束支阻滞图形，为房性期前收缩伴室内差异性传导。Ⅱ、Ⅲ、aVF、V2~V6 导联 T 波深倒置，倒置的 T 波振幅 0.55~

1.6mV，QT间期520ms，符合Niagara瀑布样T波改变。

调取脑转移前（2020年）心电图检查（图10.2）：窦性心动过缓，T波改变。

心电图（图10.2）：P波在Ⅰ、Ⅱ、aVF导联直立，aVR导联倒置，PR间期为120ms，QRS波时限为100ms，QT间期为430ms，QTcB为468ms，V1~V6导联T波双肢对称直立，TV2>TV6。

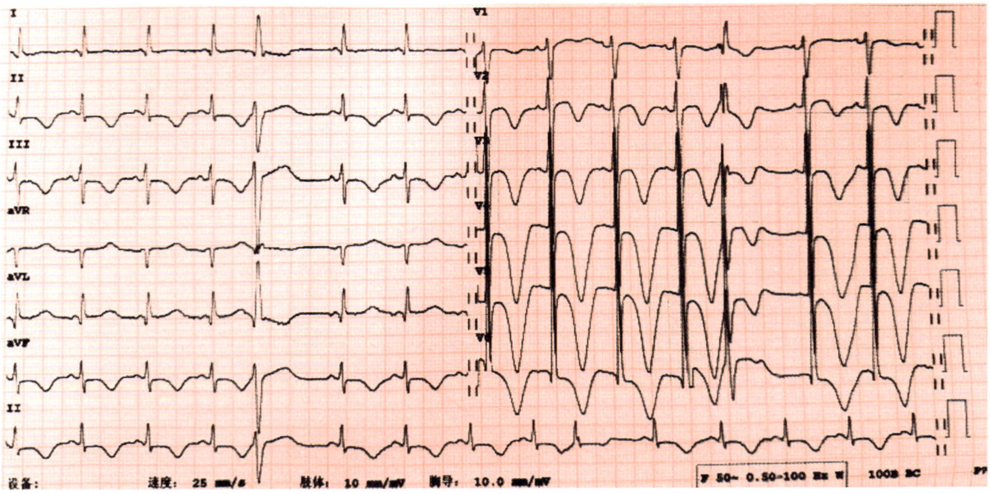

图10.1　窦性心律，房性期前收缩（伴室内差异性传导），室性期前收缩，ST-T改变，QT间期延长。

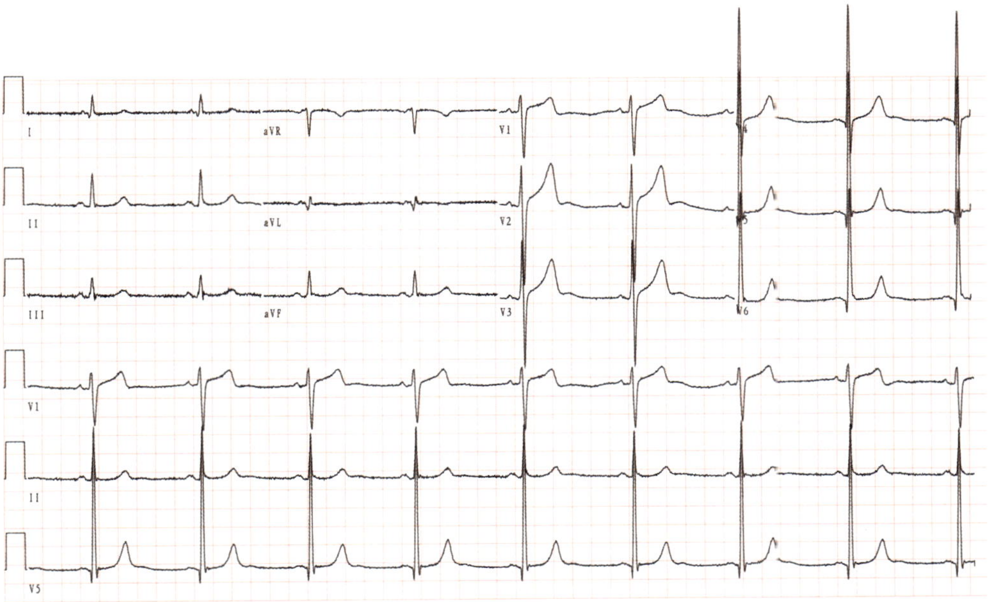

图10.2　窦性心动过缓，T波改变。

化验室检查

cTnI为0.012μg/L,肌红蛋白为24μg/L,NT-proBNP为84.8.ng/L,肌酸激酶同工酶MB为1.50U/L。

心脏超声

二尖瓣、三尖瓣少量反流,EF为68%。

治疗经过

患者食管中胸段鳞状细胞癌ⅢB期(pT3N1M0),术后左锁骨上淋巴结转移,给予调强放疗,处方剂量5040cGy/28f,转移淋巴结局部加量至6020cGy/28f。给予单药替吉奥化疗2周期后,使用TC方案化疗1周期。2年后患者肺癌术后,脑继发恶性肿瘤,予以三维适形定位后拟射波刀治疗后给予AC(培美曲塞0.8g+卡铂400mg)方案进行全身化疗。住院期间患者双下肢间断抽动,头晕头痛,予以抗癫痫、脱水、降颅压等对症治疗。患者临床症状好转,予以出院,密切门诊复查。

患者头颅核磁提示右侧额顶叶异常信号,考虑转移伴瘤周水肿。予以三维适形定位后拟射波刀治疗:GTV为脑转移灶,外扩0.2cm为PTV。95%PTV予以30Gy/3f。住院期间患者双下肢间断抽动,头晕头痛,予以抗癫痫、脱水、降颅压等对症治疗。患者临床症状好转,予以出院,密切门诊复查。

讨论与总结

Niagara瀑布样T波常见于:①各种颅脑病变,如脑出血、蛛网膜下腔出血、脑梗死、脑水肿、脑损伤、脑血栓形成等;②完全性房室传导阻滞所导致的显著缓慢心室率;③伴发交感神经过度兴奋的其他疾病,如各种急腹症、心动过速后、肺动脉栓塞、神经外科术后等。其发生机制考虑与交感神经过度兴奋产生儿茶酚胺风暴有关[1-2]

Niagara瀑布样T波在心电图中的特征性改变:连续3个及以上胸前导联(多见于V4~V6导联)T波倒置≥10mm,T波的开口及顶部增宽,双支不对称,演变迅速,数日内可继续加深,随病情好转可逐渐变浅恢复,少数T波改变持续时间可长达1个月,不伴有ST段的偏移及病理性Q波。

QTc间期显著延长是重要的特征，常延长20%或更多，有时出现T波电交替，常伴有快速性室性心律失常，易诱发恶性室性心律失常、尖端扭转型室性心动过速，与心脏性猝死密切相关[3-4]。

脑血管意外伴有Niagara瀑布样T波改变，可能是中枢介导的交感神经张力的功能性改变，本例患者因食管癌入院，心电图检查出现了Niagara瀑布样T波改变，头颅核磁也证实了颅脑病变。大部分患者的Niagara瀑布样T波改变呈一过性，因患者脑转移持续存在，出院前心电图的T波持续改变未恢复正常。部分Niagara瀑布样T波患者会出现超声心动图的异常，左心室壁运动异常和(或)肌钙蛋白水平轻度升高，需排除缺血性或心尖肥厚型心肌病所导致的巨大倒置T波(其发病机制截然不同)，此时冠状动脉介入治疗时更易出现出血并发症[5]。缺血性巨大倒置T波双肢对称，可伴有Q波及ST段的改变。心尖肥厚型巨大倒置T波深而略不对称，伴同导联高振幅的R波及ST段明显下移，ST-T改变无动态演变过程。所以肿瘤患者在心电图观察到瀑布样T波时，除了要密切观察患者有无颅脑病变，还应结合心脏影像学检查。本患者无脑血管意外，但出现了食管癌术后脑转移伴瘤周水肿，入院后其他检查可排除急性心肌梗死，考虑T波改变与脑转移有关，可密切观察。

（马潇桐　尹希）

参考文献

[1] 郭继鸿.Niagara瀑布样T波[J].临床心电学杂志，2001，10(4)：233-239.

[2] 吴岳平.Niagara瀑布样T波与交感电风暴[J].心电与循环，2015，34(6)：421-424.

[3] 韦丽丽，刘锦泉，姚华文，等.1例室颤后出现Niagara瀑布样T波[J].智慧健康，2019，5(3)：27-28.

[4] 肖志华.Niagara瀑布样T波伴多种心电图表现一例[J].中国心脏起搏与心电生理杂志，2021，35(3)：280-282.

[5] Chyu，KY，Shah，et al. Electrocardiograms in critical care cardiology：Is it acute corοnary syndrome? [J]. *JACC Case Rep*，2022，4(21)：1394-1398.

病例 11

卵巢癌患者术后第3天突发心前区不适后猝死

病史介绍

患者女，57岁，5个月前自觉腹胀，未重视。1个月前患者平躺时自行摸到下腹肿物，质硬，无压痛，就诊于我院门诊。CT显示盆腔可见不均匀软组织团块影，大小约为13.9cm×12.3cm×9.0cm，边界清晰，密度不均。超声显示盆腔囊实性占位（疑似右卵巢来源上皮性肿瘤），建议手术治疗。患者无发热、恶心、呕吐，无腹痛、腹胀，无尿急及排便困难，无阴道不规则出血，无二便异常，无压迫症状。患者高血压病史15年，血压最高为160/90mmHg，口服单硝酸异山梨酯片、厄贝沙坦氢氯噻嗪分散片、酒石酸美托洛尔片、盐酸普罗帕酮片控制血压，血压稳定在120/80mmHg，无糖尿病、冠心病病史，门诊以“盆腔肿物”收入院。

入院体格检查

患者体温为35.8℃，脉搏为60次/分，呼吸为16次/分，血压为143/83mmHg；心律齐，心音有力，各瓣膜听诊区未闻及杂音。右附件区可触及大小13cm×12cm×10cm的实性肿物，边界可，与子宫关系密切，活动差，无压痛，左侧附件区未见明显异常。

辅助检查

患者入院时进行心电图检查（图11.1）。

治疗经过

患者因卵巢肿瘤进行全子宫及双侧附件切除，术后第3天突然主诉胃灼热，心前不适伴右上肢麻木，恶心、胸闷、呼吸困难，后意识不清，呼吸粗重，呼之不应，给予鼻导管吸氧，建立静脉通路，静脉滴注0.9%氯化钠注射液500mL，测血糖回报为6.4mmol/L，血压未测出，床旁心电图见图11.2至图11.5，图11.2显示房性心律。ST段：Ⅰ、Ⅱ、aVL、V4~V6抬高，室性逸搏，继而发生心室颤动，给予持续心肺复苏，盐酸肾上腺素注射液静脉注射(间隔3~5分钟)，心电监测显示心律未恢复，血压未测出，进行紧急气管插管，给予心脏电除颤，后复测血压141/35mmHg，持续心肺复苏，经积极抢救，患者无自主呼吸及心率，最终抢救无效死亡。

心电图(图11.2)：PP间期不等，相差160ms以上，P波在Ⅱ、aVF导联倒置，aVR导联直立，为房性心律及不齐。Ⅰ、Ⅱ、aVL、V4~V6抬高，I、aVL、V5、V6导联ST段呈下斜形抬高，与R波、T波融为一体，形成巨R波，又称λ波。图下方为长Ⅱ导联，后面的QRS形态与室上性不同，频率为50次/分，为室性逸搏。

解析(图11.3)：QRS波宽大畸形，与室上性形态不同，为室性逸搏心律。图11.4记录的是肢体导联心电图，P-QRS-T波消失，代之是形态、振幅不等、频率>300次/分的心室颤动波。图11.5为缓慢型粗室颤波。

图11.5为肢体导联心电图，为缓慢型粗室颤波，亦称无力型室颤波。此时已出现心肌收缩力的衰减——电兴奋性衰减，进而出现全心停搏。

讨论与总结

手术在卵巢恶性肿瘤的初始治疗中具有重要意义，完整切除肿瘤可提高生存率，但患者同时面临发生肺栓塞、败血症、急性冠脉综合征等不良围手术期事件的风险[1-3]。一项大型研究中卵巢癌患者术后心肌梗死发病率为0.3%，术后30天内的围手术期死亡率为0.9%[4]。

肿瘤本身与高凝状态有关，可导致动静脉血栓栓塞的风险增加[5-6]。在恶性疾病患者中，血栓形成的发病机制是复杂和多因素的，可能与血管导管插入、手术干预或辅助治疗有关，也可能与潜在的肿瘤过程有关。辅助治疗和副肿瘤综合征可导致高凝状态，凝血因子Ⅶ、蛋白质C和S的水平会发生变化，组织因子和癌症促凝剂水平可能会上升，血小板增多、纤维蛋白原水平升高和纤维蛋白溶解减少、内皮损伤也可导致血栓形成[7]。出现动脉血栓栓塞的癌症患者死亡风险

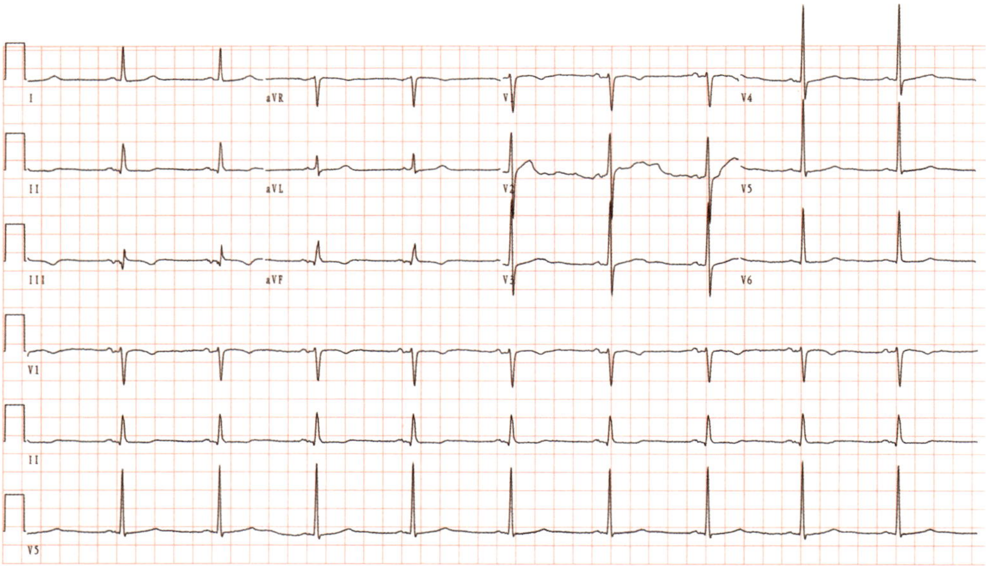

图 11.1　窦性心动过缓，T波：Ⅱ低平，Ⅲ、aVF倒置。

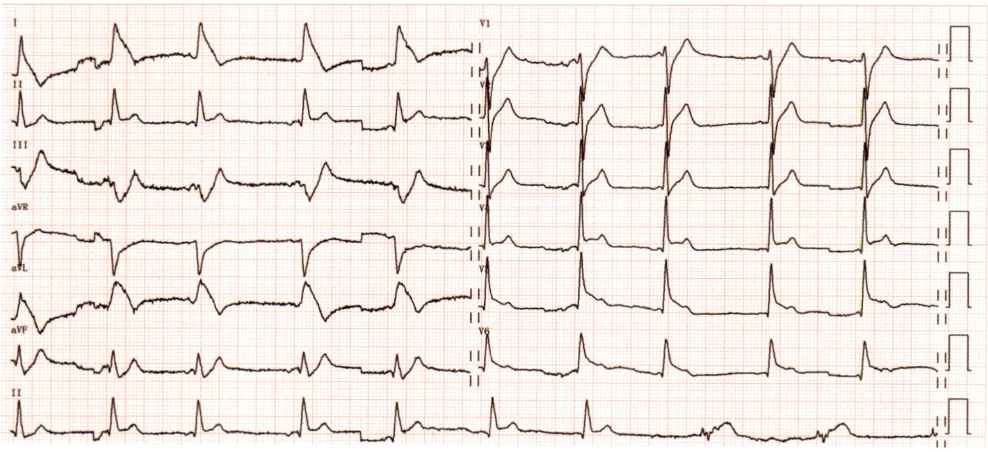

图 11.2　患者意识丧失时急查的心电图。

可增加3倍[5]。

本例患者心电图可见巨R波，这种心电图改变多见于心肌梗死超急性期，R波降支与明显抬高的ST段融合成一下斜形的曲线，形成酷似巨R波样心电图改变。由于冠状动脉急性缺血，激活IKATP依赖的钾通道，缺血的心肌细胞内钾离子浓度降低，细胞外钾离子浓度升高。同时，无氧代谢的酸性物质堆积，加重钾离子的通透性。钙离子内流受到抑制，导致心外膜与中层M细胞电压增大，ST段抬高。同时，由于静息膜电位水平减小，钠离子通道开放减少，0相除极速度及振幅降低，损伤的心肌组织缓慢除极而导致R波时限增宽，易诱发心室颤动[8-9]。该患者发病

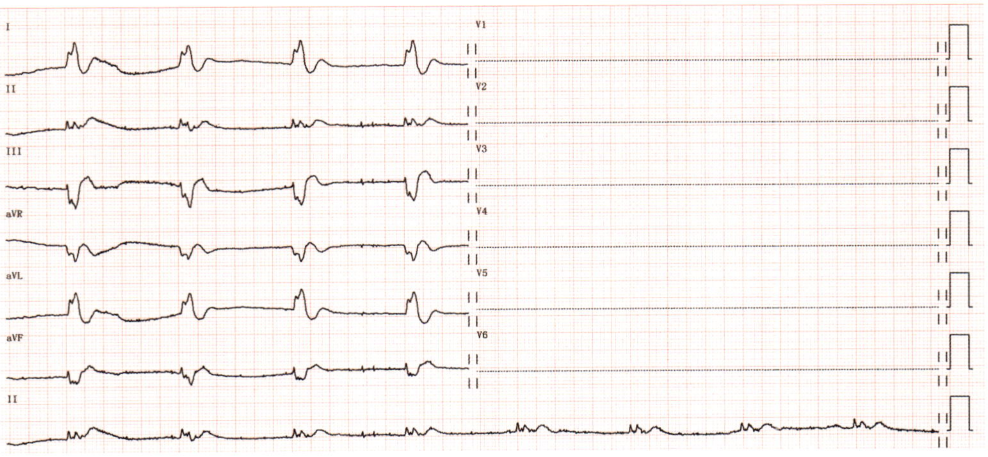

图11.3　图11.2的连续记录。

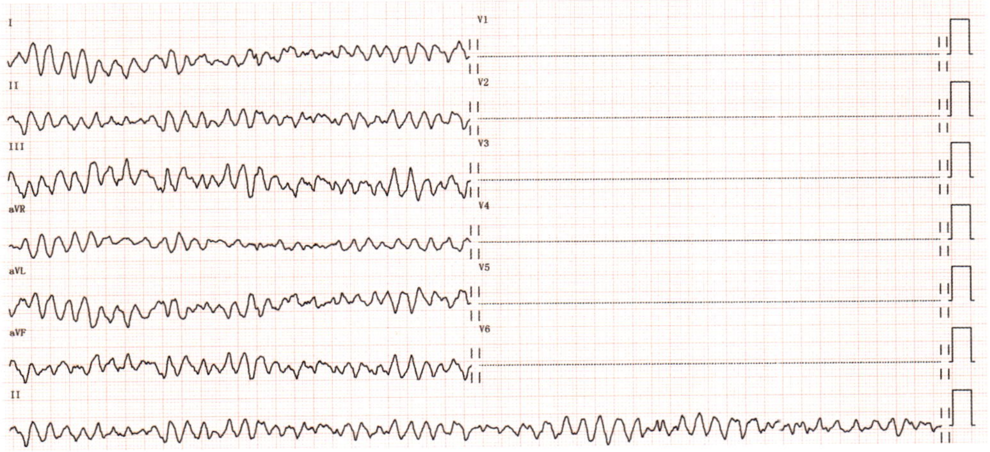

图11.4　患者意识丧失后，距图23分钟。

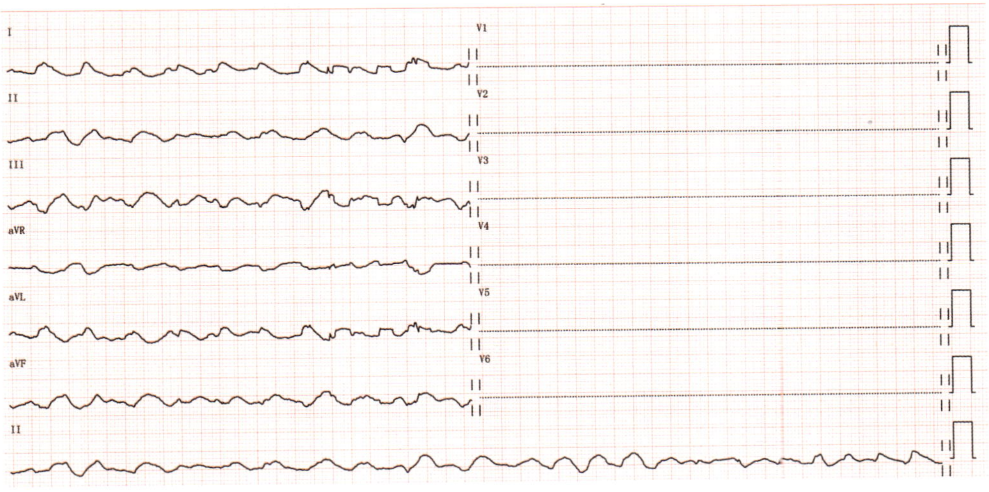

图11.5　缓慢的颤动，濒死心电图。

突然、进展较快，很快转为心室颤动后死亡。结合其卵巢癌病史，既往高血压病史15年余，以及临床症状考虑本例患者患急性冠脉综合征，手术创伤应激状态诱发心肌缺血。提示临床医生对肿瘤患者应重视其血栓栓塞、心血管疾病发生风险，筛查相关风险因素并予以预防治疗，降低患者术后心血管不良事件的发生率。

（周凯　耿旭红　刘彤）

参考文献

[1] Sioulas VD, Schiavone MB, Kadouri D, et al. Optimal primary management of bulky stage ⅢC ovarian, fallopian tube and peritoneal carcinoma: Are the only options complete gross resection at primary debulking surgery or neoadjuvant chemotherapy?[J]. *Gynecol Oncol*, 2017, 145(1): 15–20.

[2] Kumar A, Janco J, Mariani A, et al. Risk-prediction model of severe postoperative complications after primary debulking surgery for advanced ovarian cancer[J]. *Obstet Gynecol Surv*, 2016, 71(4): 225–226.

[3] Straubhar AM, Wolf JL, Zhou MQC, et al. Advanced ovarian cancer and cytoreductive surgery: Independent validation of a risk-calculator for perioperative adverse events[J]. *Gynecol Oncol*, 2021, 160(2): 438–444.

[4] Cham S, Chen L, St Clair CM, et al. Development and validation of a risk-calculator for adverse perioperative outcomes for women with ovarian cancer[J]. *Am J Obstet Gynecol*, 2019, 220(6): 571.

[5] Grilz E, Königsbrügge O, Posch F, et al. Frequency, risk factors, and impact on mortality of arterial thromboembolism in patients with cancer[J]. *Haematologica*, 2018, 103(9): 1549–1556.

[6] Riedl J, Pabinger I, Ay C. Platelets in cancer and thrombosis[J]. *Hamostaseologie*, 2014, 34(1): 54–62.

[7] Javid M, Magee TR, Galland RB. Arterial thrombosis associated with malignant disease[J]. *Eur J Vasc Endovasc Surg*, 2008, 35(1): 84–87.

[8] Chugh Y, Maraboto C, Christia P, et al. Transient Giant R Wave as a Marker for Ischemia in Unstable Angina[J]. *Cureus*, 2017, 9(4): e1200.

[9] 韩丽萍，陈芸，董易文，等. 巨R波形ST段抬高6例[J]. 心电与循环，2021，40(1)：69–73.

病例 12

多发性骨髓瘤伴心脏淀粉样变性

病史介绍

患者男，73岁，因“胸闷气促数月，加重1个月”入院。患者于2022年12月无明显诱因出现胸闷气促，伴乏力，无恶心、呕吐，无明显胸痛，无双下肢水肿。外院冠状动脉造影显示回旋支弥漫斑块，前降支中段斑块，第一对角支开口90%狭窄，右冠状动脉有散在斑块，给予支架植入术。3个月后胸闷气促症状再次出现，近1个月明显加重入院。病程中逐一排查病因，发现患者存在心力衰竭、贫血、胸腔积液、低蛋白血症。心脏超声显示左心室肥厚，左心室腔缩小；主动脉瓣、肺动脉瓣、二尖瓣、三尖瓣轻度反流；左心室舒张功能减退。骨髓穿刺活检术、骨穿流式、血清、尿免疫蛋白电泳等一系列结果提示多发性骨髓瘤λ轻链ⅢA期。同时结合患者心脏方面临床表现和检查，该患者综合诊断：多发性骨髓瘤λ轻链ⅢA期，心脏淀粉样变性，冠状动脉粥样硬化性心脏病等。

入院体格检查

患者体温为36.7℃，脉搏为71次/分，呼吸为19次/分，血压为130/70mmHg；心律齐，心音有力，各瓣膜区未闻及明显病理性杂音。

辅助检查

患者入院时12导联ECG见图12.1，住院约1个月后动态心电图见图12.2。

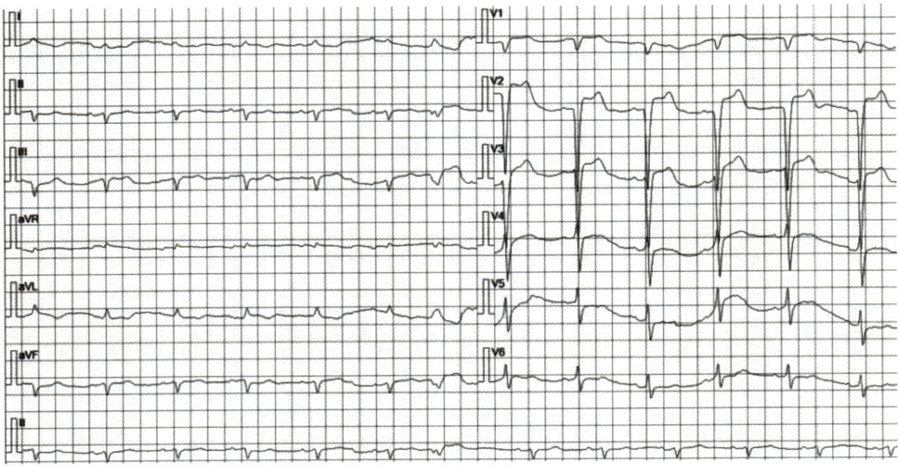

图 12.1 窦性心律，QRS波电轴左偏，肢体导联低电压，室性期前收缩，前间壁异常Q波，顺时针转位，ST-T改变。

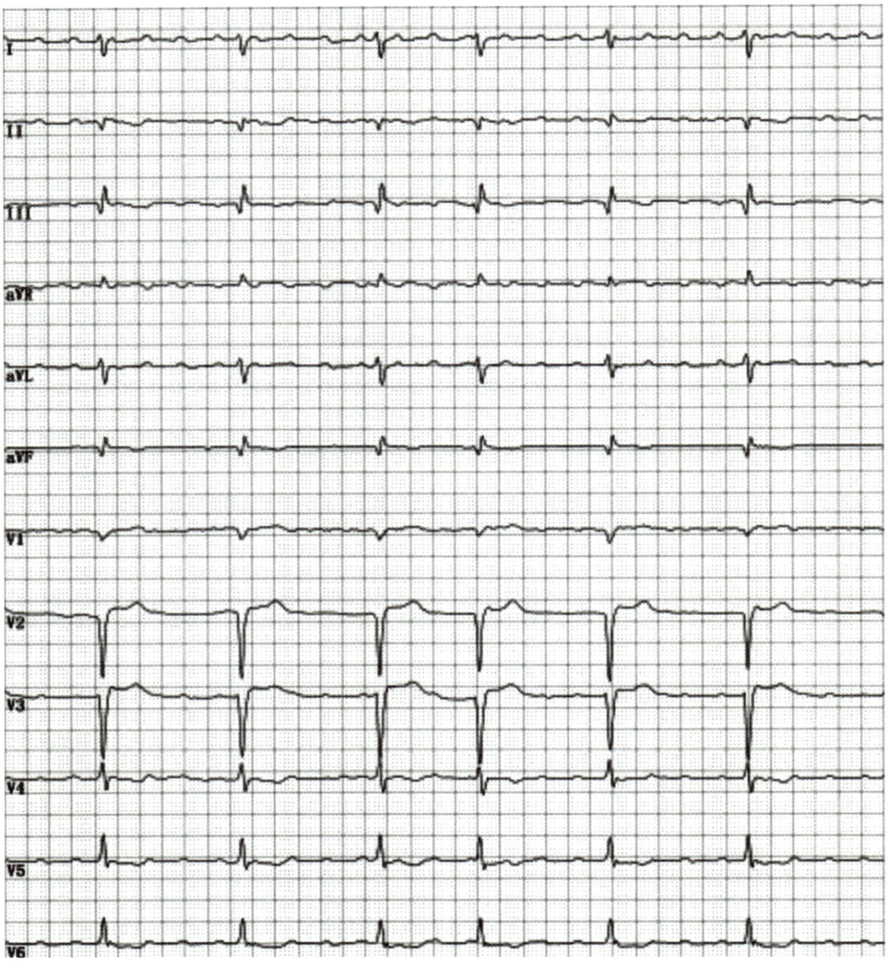

图 12.2 房性心动过速，高度房室传导阻滞，交界性逸搏心律，前间壁异常Q波伴ST-T改变。

心电图：P波在Ⅰ、Ⅱ、aVF导联直立，aVR导联倒置，心率为71次/分，基础心律为窦性心律；QRS波电轴左偏（-50°），时限为110ms，V1~V2导联呈QS形，V3~V4导联呈rS形，V5~V6导联呈RS型、rs型，肢体导联QRS波综合电压<0.5mV；第7个宽QRS波提前出现，其前无相关P'波，QRS波形态与窦性下传的QRS形态不同，符合室性期前收缩的特点。V2~V4导联ST段弓背向上抬高0.05~0.50mV，I、aVL导联ST段压低0.1~0.4mV。

解析（图12.2）：P波规律出现，P-P间有等电位线，频率为187次/分；QRS波呈室上性，PR间期不等，RR间期相等（R1R2、R2R3、R4R5、R5R6），频率为49次/分，为交界性逸搏。R4提前出现，为房性激动前传。

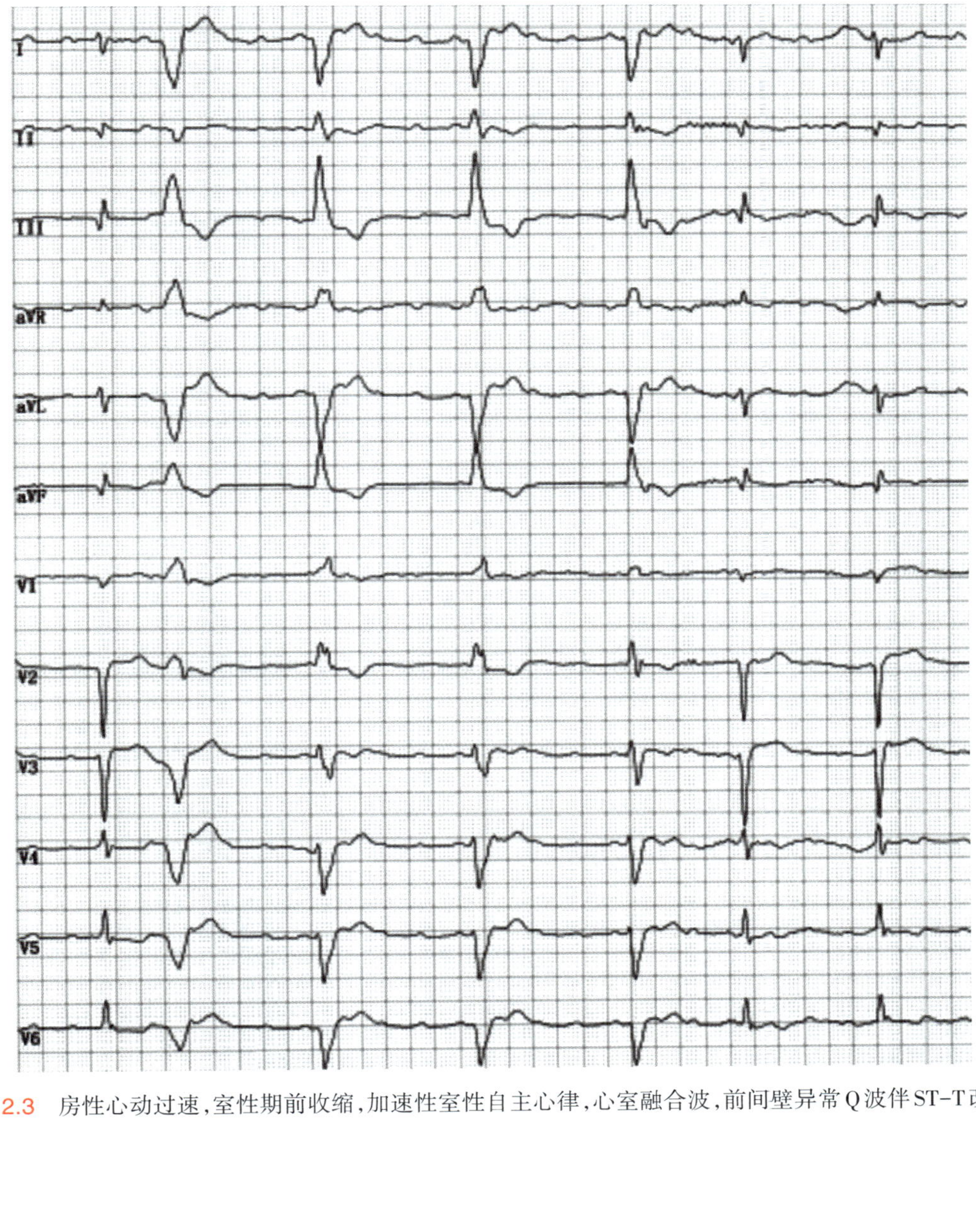

图12.3　房性心动过速，室性期前收缩，加速性室性自主心律，心室融合波，前间壁异常Q波伴ST-T改变。

心电图(图12.3):P波规律出现,P-P间有等电位线,频率为187次/分;QRS波呈宽和窄两种形态。R2为提前出现的宽QRS波为室性期前收缩,之后RR频率46次/分,PR间期不等,房室无关,为加速性室性自主心律,窄QRS波RR间期不等,频率约60次/分,R5形态介于加速性室性逸搏与交界性下传的QRS波之间,频率与加速性室性逸搏相等,考虑室性逸搏与交界性逸搏形成的交-室心室融合波。

心电图(图12.4):P波规律出现,P-P间有等电位线,频率为187次/分;QRS波呈宽窄3种形态,频率约为59次/分。可见提前发生的一宽大畸形QRS波为室性期前收缩,后继以另一形态的宽QRS波为加速性室性逸搏,窄的QRS波为房性心动过速前传。

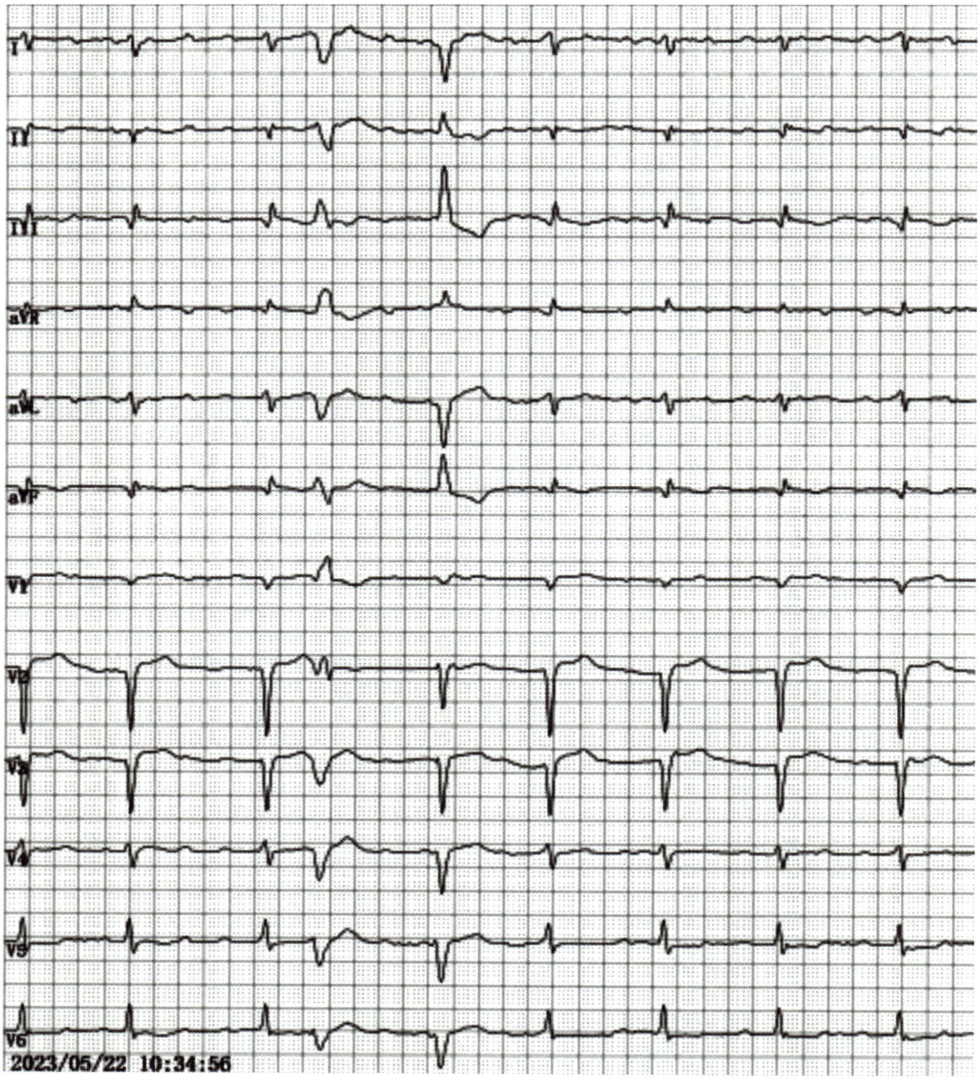

图12.4 房性心动过速,室性期前收缩,加速性室性逸搏,前间壁异常Q波,ST-T改变。

治疗经过

患者入院后完善相关检查，针对患者胸腔积液、贫血、心脏功能方面给予对症治疗。同时，给予达雷妥尤单抗100mg，d1、d8、d15、d22治疗。入院时常规12导联心电图为窦性心律，前间壁异常Q波伴ST-T改变。住院约1个月后动态心电图变得比较复杂，出现了房性心动过速、房室传导阻滞、交界性期前收缩、室性期前收缩，交界性逸搏心律、室性逸搏心律及室性融合波。这可能是心肌病变进展的结果。

讨论与总结

心脏淀粉样变性是一种浸润性心肌病，由不溶性蛋白原纤维沉积于心肌所致[1]。淀粉样物质的沉积对心脏的影响主要包括以下几点：①沉积物可导致心肌增厚、结构紊乱；②淀粉样物质沉积可通过氧化应激诱导细胞凋亡，从而产生细胞毒性作用，使心肌受损；③心肌细胞膜的通透性发生改变，影响心肌细胞的除极、复极，并使传导系统功能发生异常，从而发生各种心律失常。其中以房性心律失常（心房颤动）、室性心律失常及房室传导阻滞最为常见，而房室传导阻滞和室性心律失常在轻链型心脏淀粉样变性中更为常见[2]。本例患者经血清、尿免疫蛋白电泳传导等证实为轻链型心肌淀粉样变性，而在该病例的24小时动态心电图中，我们观察到高度房室传导阻滞及室性期前收缩、另一种形态的室性逸搏心律、交界性逸搏心律及室性融合波等。国内某些病例报道也观察到了类似心电图改变[3]，这类心电学改变与淀粉样物质沉积使传导系统及心室肌受损有关。

（张丽芙　耿旭红）

参考文献

[1] Benson MD, Buxbaum JN, Eisenberg DS, et al. Amyloid nomenclature 2018: recommendations by the International Society of Amyloidosis (ISA) nomenclature committee[J]. *Amyloid*, 2018, 25: 215-219.

[2] Jack Hartnett, Wael Jaber, Matthew Maurer, et al. Electrophysiological Manifestations of Cardiac Amyloidosis[J]. *JACC: Cardiooncology*, 2021, 3(4): 506-515

[3] 罗阳，王琰，秦续潭，等. 遗传性转甲状腺素蛋白型心肌淀粉样变合并室性心律失常1例[J]. 中国介入心脏病学杂志，2023，31(2)：151-153.

病例13

甲状旁腺腺瘤出现高钙低钾血症

病史介绍

患者男，56岁，因“乏力，检查发现高钙血症、甲状旁腺功能亢进8天”入院。既往高血压病病史20年，血压最高达150/105mmHg，现规律口服苯磺酸氨氯地平片1片，每天1次，无糖尿病、冠心病病史。

入院体格检查

患者体温为35.8℃，脉搏为80次/分，呼吸为20次/分，血压为131/82mmHg；一般状况尚可。

辅助检查

甲状腺超声

双侧甲状腺实性、混合性结节样病灶；双侧甲状腺囊性结节样病灶。

实验室检查

血钾为3.45mmol/L，血钙为4.45mmol/L，间接胆红素为5.27μmol/L，碱性磷酸酶为215.2U/L，肌酐为231.3μmol/L，尿素为10.3mmol/L，葡萄糖为5.15mmol/L，尿酸为464.8μmo1/L。甲状旁腺激素为1691.90ng/L。

入院12导联ECG

心电图(图13.1):窦性心律,心室率为65次/分,PR间期为162ms,QRS波时限为102ms,QT间期为356ms,明显缩短,ST段消失,T波升支迅速达到顶峰,符合高钙血症心电图表现。

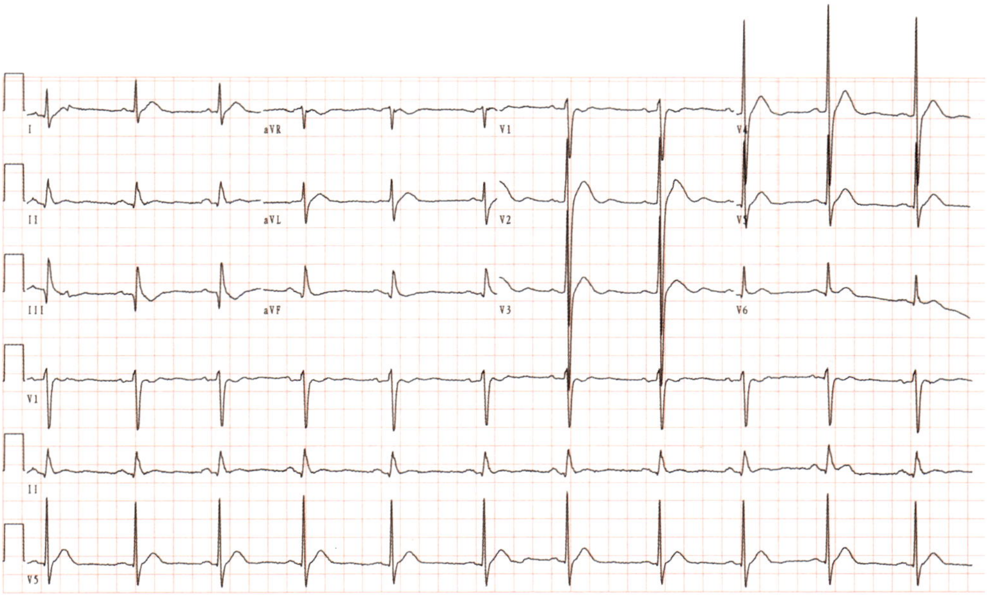

图13.1 12导联静息心电图。

治疗经过

患者入院后积极完善相关检查,因高钙危象予以每天连续性血液净化治疗,后于急诊进行“甲状腺右叶及峡部切除+右甲状旁腺切除+甲状腺左叶肿物切除+中央区双侧清扫术”。

术后病理结果回报如下。①甲状腺右叶及右甲状旁腺:甲状腺组织及甲状旁腺组织共6.5cm×5cm×2cm,多切面切开可见一个4cm×3cm×2cm的肿物,呈囊性,内容物已流失,壁厚0.1~0.6cm;②甲状腺左叶及肿物:甲状腺组织大小2cm×1cm×0.8cm,多切面切开可见一个直径0.5cm的肿物,呈囊性;③甲状腺峡部:甲状腺组织大小3cm×1.5cm×0.8cm,多切面切开切面灰褐、质韧;④甲状腺右叶及右甲状旁腺:考虑甲状旁腺肿瘤,待免疫组织化学(简称“免疫组化”)做进一步诊断;⑤甲状腺左叶及肿物:结节性甲状腺囊肿性改变;⑥甲状腺峡部:结节性甲状腺肿伴腺瘤样增生;⑦淋巴结:中央区左淋巴结考虑甲状旁腺腺瘤样增生,待免疫组化做进一步诊断,中央区右淋巴结为软组织。

免疫组化结果(甲状腺右叶及右甲状旁腺):AE1/AE3(+),Vimentin(-),CgA(+),TG(-),Calcitonin(-),CK19(+),BRAF(-),Ki-67(阳性细胞数2%),FTH(+)。甲状旁腺腺瘤,肿瘤分界不清,浸润性生长,细胞轻度异型。

免疫组化结果(中央区左淋巴结):PTH(+),Calcitonin(-),CK19(+)。少许甲状腺组织及甲状旁腺肿瘤组织。

讨论与总结

甲状旁腺腺瘤多见于中年女性,多为无症状者,外科手术切除肿瘤为唯一有效的治疗手段[1]。高钙血症为其常见表现,患者多因体格检查发现高钙血症而诊断,其机制为甲状旁腺腺瘤自主分泌甲状旁腺激素使骨钙释放增加,继而导致高钙血症及高磷血症[2]。

血清钙的浓度超过2.75mmol/L,即为高钙血症;血清钙水平≥3.75mmol/L时,称为高钙危象,需要紧急处理。高钙血症的病因多为恶性肿瘤、甲状旁腺功能亢进、甲状腺功能亢进、肢端肥大症、肾衰竭等。高血钙使心肌细胞动作电位2相缩短,复极化速度加快,有效不应期和动作电位时程缩短,心肌细胞兴奋性及传导性降低、自律性升高。心电图表现为ST段缩短或消失、QT间期缩短,T波低平或倒置,可有U波。严重高钙血症时房室传导及室内传导延缓,P-R间期或(和)QRS间期轻度延长,有时会有J波出现[3-5],可出现窦性停搏、阵发性室性心动过速、窦房传导阻滞等心律失常表现[6]。

本例患者因不明原因乏力就诊,体格检查发现高钙血症,继而诊断为甲状旁腺腺瘤,心电图可见ST段、QT间期均缩短等高钙血症表现。提示临床医生应加强对甲状旁腺腺瘤及高钙血症的认识,尽早明确诊断,做到早发现、早诊断、早治疗。

(曹友钰　耿旭红)

参考文献

[1] 黄晓天,张永侠,马冰,等.原发性甲状旁腺腺瘤273例临床分析[J].中华解剖与临床杂志,2023,28(11):731-735.

[2] 温程,赵宏,朱兴国,等.甲状旁腺腺瘤13例分析[J].中国误诊学杂志,2007,7(27):6666-6668.

[3] 纪忠宇，卢喜烈．高钙血症心电图解读[J].江苏实用心电学杂志，2012，21（3）：185.

[4] 苟静凤．高钙血症致心电图ST段缩短[J].中华保健医学杂志，2013，15（3）：292.

[5] 王卷利，李兴杰，曹淑芹．高钙血症Q-T间期缩短1例[J].心电学杂志，2011，30（6）：461-462.

[6] 马丽娅，马瑞，周婷，等．不同血钙水平对心电图影响分析[J].新疆医学，2019，49（12）：1165-1168，1172.

病例 14

恶性肿瘤肺转移相关急性肺动脉栓塞

病史介绍

患者男，56岁，2年前查出左肺下叶中央型肺癌，于同年8月进行“常规开胸左全肺切除术（肺癌晚期切除术）+支气管成形术”，术后病理分期为pT4N2M0 ⅢB期。院外患者规律进行放化疗。患者今天08:00晨起时出汗，随后出现呼吸困难，伴头晕、心悸，由家属护送至我院门诊。

入院体格检查

病程中患者感乏力、不思饮食，时感恶心，无呕吐，无昏迷、抽搐、意识障碍，无胸骨后疼痛，无咳粉红色泡沫样痰，无腹痛、腹泻、便血、黑便，无尿频、尿急、尿痛、肉眼血尿等症状。近1个月患者精神尚可，饮食、睡眠欠佳，二便正常，体力下降，体重变化情况不详。

辅助检查

心电图

呼吸困难就诊时心电图（图14.1和图14.2）：①窦性心动过速；②心电轴右偏；③SⅠQⅢTⅢ型改变；④ST-T改变；⑤逆时针转位；⑥提示肺栓塞可能，请结合临床做进一步检查。

肺动脉CT血管成像（CTA）（图14.3）：①右肺动脉主干及右肺上叶、中叶、下叶肺动脉多发肺

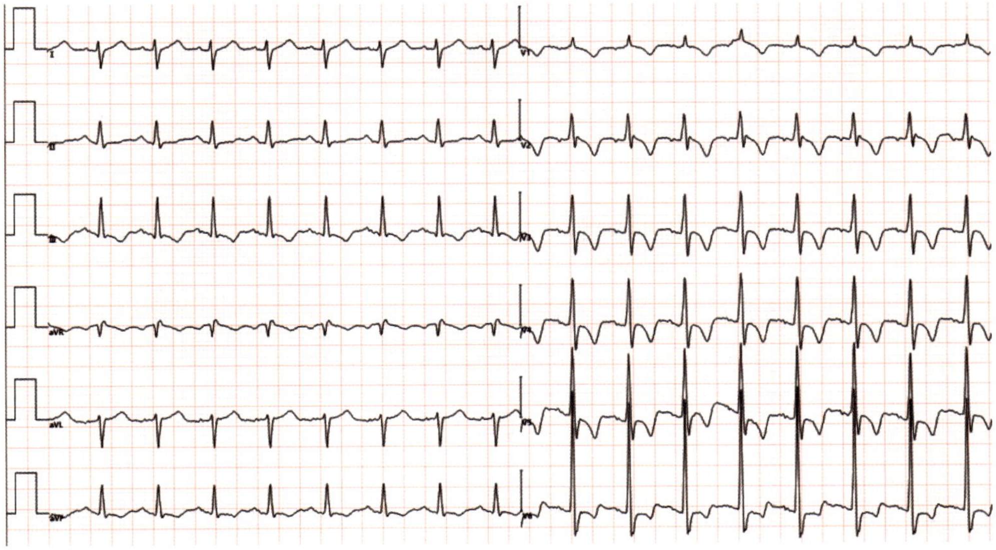

图14.1　呼吸困难就诊时心电图。

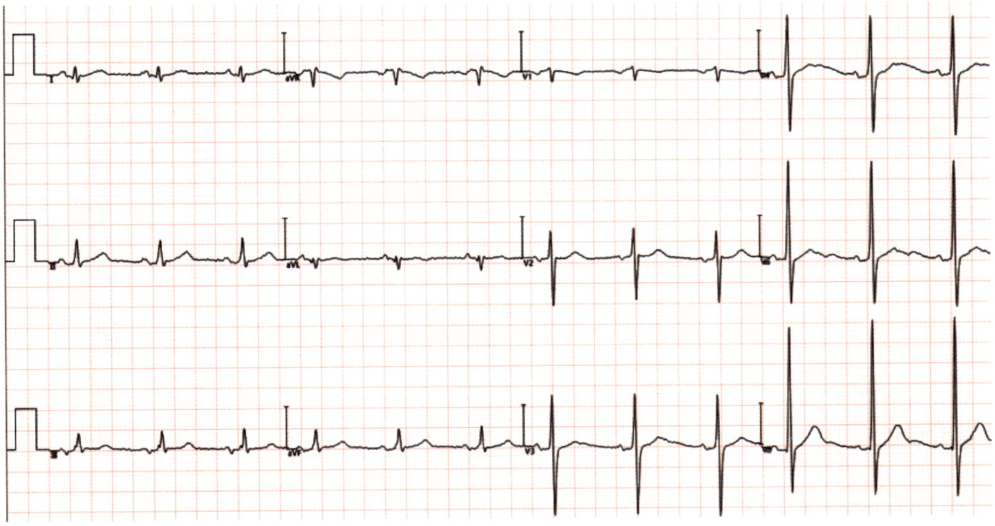

图14.2　21天前心电图。

栓塞；②左肺切除术后改变，左侧胸廓塌陷，左侧少量包裹性胸腔积液，左侧胸膜增厚，纵隔及气管向左侧偏移，右肺代偿性肺气肿，病灶较之前变化不明显；③纵隔及肺门多发肿大淋巴结，部分病灶融合，考虑转移性病变，大致同前；④右肺多发磨玻璃影，考虑炎性，病灶较前增多；⑤右肺上叶、中叶多发实性小结节；⑥右侧胸膜稍增厚；⑦气管及右侧主支气腔内片状密度增高影，建议隔期复查排外气管受侵；⑧冠状动脉壁钙化；⑨附见右侧第4肋及第8肋骨质破坏，右侧第4肋病理性骨折，周围见不规则软组织影，考虑为转移灶；⑩左侧部分肋骨骨质欠规整。

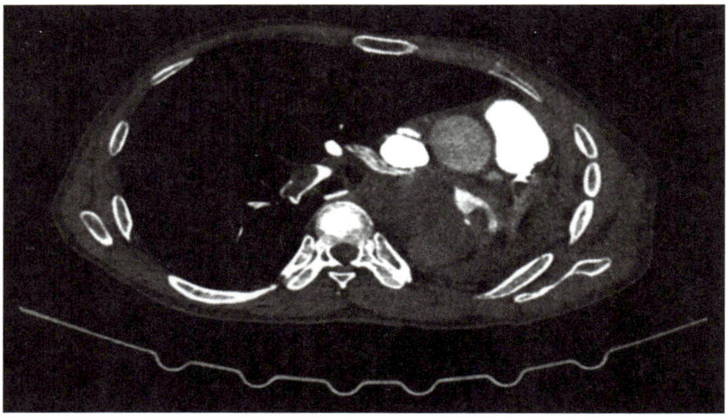

图 14.3 肺动脉CTA。

入院诊断

①急性肺栓塞;②左肺下叶恶性肿瘤(鳞状细胞癌术后rpT4N2M1Ⅳ期);③慢性顽固性疼痛(右侧季肋区中度混合性癌性疼痛,NRS 5分);④纵隔、肺门淋巴结继发恶性肿瘤;⑤右肾继发恶性肿瘤;⑥骨继发恶性肿瘤(右侧第8肋骨、右侧髂骨);⑦下肢静脉血栓形成;⑧代偿性肺气肿。

治疗经过

临床给予患者抗凝、平喘、脱水降颅内压、改善气道痉挛、镇痛等对症支持治疗。

讨论与总结

70%以上急性肺栓塞(APE)患者的心电图有异常表现,主要是右心负荷过重的征象,多在发病后即刻出现,呈一过性,并有动态变化,但无特异性。心电图表现包括[1]:①窦性心动过速;②肺型P波、P-R段压低(PⅡ>0.25mV,约1/3出现P-R段压低);③SⅠQⅢTⅢ及电轴右偏、极度顺时针转位(Ⅰ出现明显的S波,SⅠ>0.15mV,Ⅲ出现明显Q波呈QR或qR型,q波时间多<0.04s,振幅<同导1/4R,TⅢ倒置,反映急性右心室扩张);④非特异性ST-T改变(Ⅰ、Ⅱ、V5、V6、导联ST段轻度压低,Ⅲ、aVR、V1~V3、导联ST段弓背向上轻度抬高,V1~V3导联T波倒置,若呈对称性见于大块肺栓塞早期);⑤新发右束支阻滞(比SⅠQⅢTⅢ出现晚);⑥aVR导联R波振幅增高伴ST段抬高;⑦房性心律失常(心房颤动、心房扑动多见,多为一过性);⑧右心室高电压及明显

顺时针转位等。其中,SⅠ、QⅢ、TⅢ为最典型的APE心电图改变,也是临床医生最熟悉的心电图特点,但仅在15%~30%的APE患者中出现。

单纯从心电图上诊断肺动脉栓塞是很困难的,患者突发呼吸困难或胸痛时,应从心电图上寻找蛛丝马迹,与往日图像进行对比,寻找是否有窦性心动过速,新发右束支传导阻滞,SⅠQⅢTⅢ型改变,以及非特异性ST-T改变,特别是右胸导联T波倒置者应结合临床,还应与急性冠脉综合征、急性缺血、损伤相鉴别,特别是恶性肿瘤肺部转移的患者癌栓容易造成急性肺动脉栓塞,应遵循心电图的变化及时给予临床提示。

静脉血栓栓塞是癌症患者的常见并发症,肿瘤可促进高凝状态形成,继而导致癌症患者静脉血栓栓塞风险增加[2-3]。此外,手术方式及手术时长,抗癌治疗如铂类抗癌药物、免疫检查点抑制剂、抗代谢药物等,以及活动受限都可导致静脉血栓栓塞风险增加[4-5]。本文患者为肺癌患者,经历左全肺切除手术、放化疗且未接受预防性的抗凝治疗,存在多项静脉血栓栓塞危险因素,最终发生肺栓塞。提示临床医生应对癌症患者进行血栓栓塞风险的评估,并及时采取干预措施,预防肺栓塞。

（丁昊　李卓龙　刘彤）

参考文献

[1] 何方田.临床心电图精典——从分析思路到诊断规范[M].杭州:浙江大学出版社,2018:139-141.

[2] Hisada Y, Mackman N. Cancer-associated pathways and biomarkers of venous thrombosis[J]. *Blood*, 2017, 130(13): 1499-1506.

[3] Lyman GH, Carrier M, Ay C, Di Nisio M, et al. American Society of Hematology 2021 guidelines for management of venous thromboembolism: prevention and treatment in patients with cancer[J]. *Blood Adv*, 2021, 5(4): 927-974.

[4] Eichinger S. Cancer associated thrombosis: risk factors and outcomes[J]. *Thromb Res*, 2016, 140 Suppl 1: S12-17.

[5] 钟伟宁,伍俊.癌症治疗手段相关的栓塞风险[J].广东医科大学学报,2021,39(6):769-774.

病例 15

乳腺癌术后双靶治疗致分支型室性心动过速

病史介绍

患者女，20岁，因“心悸伴呼吸困难1天”就诊于急诊科。既往有乳腺癌病史，并进行右乳房全乳房切除术，随后接受了5周期的曲妥珠单抗联合帕妥珠单抗双重抗人表皮生长因子受体2（HER2）的靶向治疗。患者既往无心血管疾病史或猝死及遗传性心律失常综合征家族史，在接受双靶治疗前的心脏超声及心电图均正常。

入院体格检查

患者急诊体格检查体温为36.8℃，脉搏为209次/分，呼吸为31次/分，血压为90/60mmHg，SPO_2为92%（不吸氧状态下）。一般状况尚可。

辅助检查

实验室检查

肌钙蛋白I为0.017μg/L，NT-proBNP为3600ng/L，电解质水平正常。

超声心动图

左心室射血分数(LVEF)为46%,较之前降低。

急诊心电图

急诊心电图(图15.1):规律的宽QRS波心动过速,心率为177次/分,QRS波时限为132ms,形态呈不典型的右束支阻滞(RBBB)及电轴左偏。首诊医生对该份心电图的初始诊断是室上性心动过速伴右束支阻滞及左前分支阻滞。然而,仔细查看Ⅱ导联及V1导联可见房室分离。上述心电图改变符合左后分支型室性心动过速(LPF-VT)。

治疗经过

患者乳腺癌术后及放疗结束后,接受了曲妥珠单抗联合帕妥珠单抗双重抗HER2的靶向治疗,因突发心悸、心慌及胸闷不适就诊于急诊科,记录心电图如图15.1所示。由于血流动力学不稳定,患者接受了直接电转复,但未转复,24小时后心动过速自行中止。心动过速终止后心电图如图15.2所示,为正常心电图。临床医生考虑为顽固、持续的室性心动过速,建议患者暂停双靶治疗。由于患者自认年龄小,体质尚可,并且治疗肿瘤比较迫切,自行继续应用双靶治疗。本次

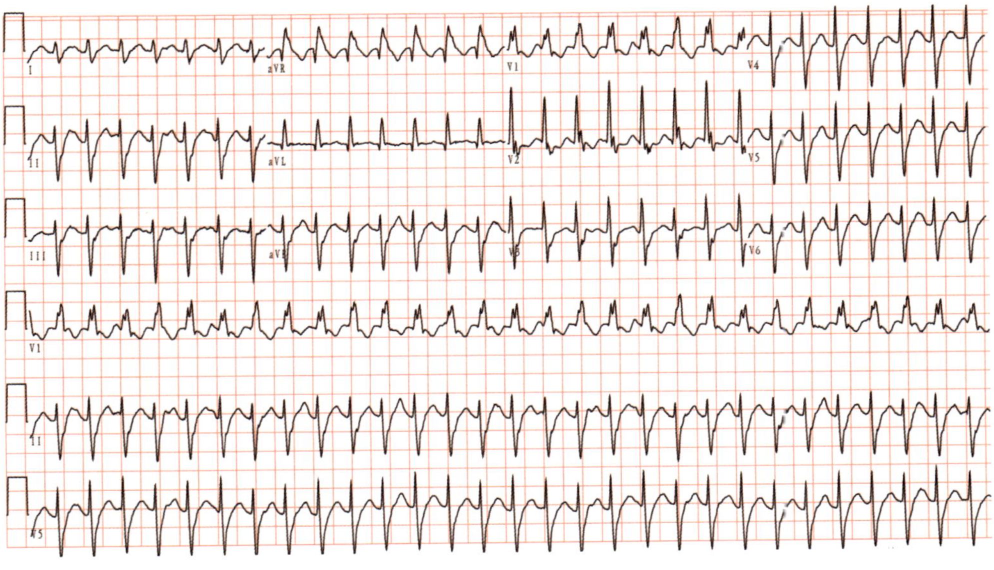

图15.1　患者的急诊心电图。

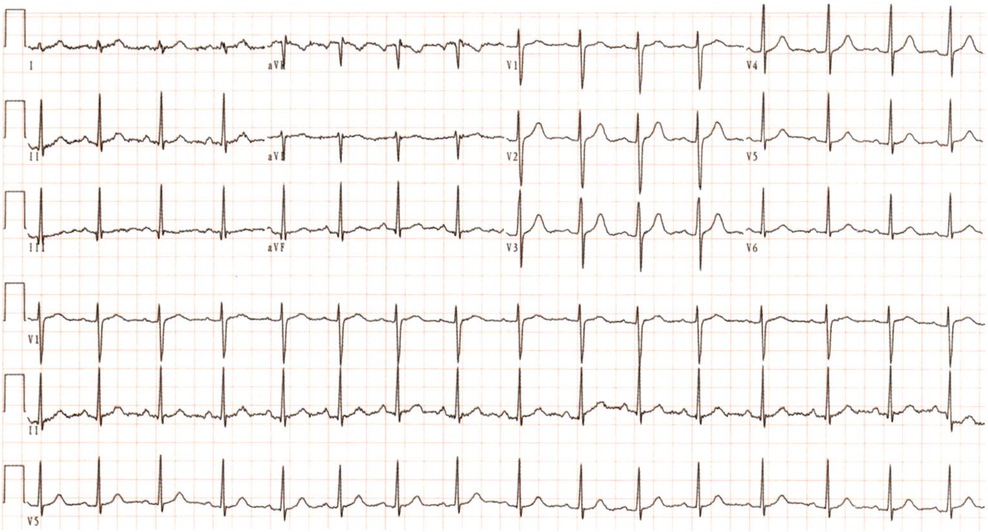

图 15.2　窦性心律，正常心电图。

用药后晚上再次出现心悸、胸闷不适，门诊急查心电图再次出现宽QRS波心动过速，形态与上次相同，右束支阻滞形态伴电轴左偏，诊断为分支型室性心动过速，在未进行干预前自行转复。考虑该患者分支型室性心动过速与双靶治疗有关。

讨论与总结

分支型室性心动过速多见于青年人，射频消融可根治，分为左前分支型、左后分支型及左侧高位间隔型，其中左后分支型最为常见[1]。LPF-VT又称维拉帕米敏感性折返性心动过速，如本病例所见，LPF-VT的心电图表现为宽QRS波心动过速伴右束支阻滞及电轴左偏，故而若缺乏明确室性融合波、房室分离、心室夺获等特征时易被误诊为室上速伴RBBB及左前分支阻滞[2]。据此，Michowitz[3]等提出可通过一个新标准来鉴别LPF-VT及室上性心动过速伴差异性传导，包括：①aVR导联QRS波主波向上；②QRS波时限小于140ms；③V6导联R/S比值小于1；④不典型的RBBB，若满足上述第3项或第4项，则高度提示LPF-VT。

抗HER2靶向治疗目前是HER2阳性乳腺癌患者的一线治疗手段，但在改善乳腺癌患者生存预后的同时，也带来了一系列的心脏毒性[4]。抗HER2靶向治疗可通过抑制神经激素的分泌提高心室肌细胞对损伤和压力的敏感性，最终导致与癌症治疗相关心功能不全的发展[5]。抗HER2靶向治疗还可导致心律失常等不良反应。靶向HER2可导致心脏活性氧聚集，导致心肌细胞内离子稳态失衡、心肌离子通道功能异常，从而诱发折返、触发活动及异常的自律性，最终导致各种心律失常的发生，如本例中的快速型室性心动过速(FVT)[4,6]。但抗HER2治疗相关的心脏毒性的共同特征是在停药后有较高的可逆性[4]，此特点在本例患者中亦可见。

结合本例患者用药史，考虑该患者的LPF-VT为抗HER2靶向治疗相关的心脏毒性反应，提示临床医生对于接受曲妥珠单抗或双靶治疗的乳腺癌患者应当规律监测心电图，及时发现心电异常并妥善处理。

（曹友钰　张楠　耿旭红）

参考文献

[1] 李元青，刘磊，宋旭东，等.左后分支型室速基质改良消融的有效性及安全性[J].中国循环杂志，2017，32(z1)：67-68.

[2] 陈新.黄宛临床心电图学[M].6版.北京：人民卫生出版社，2019，338-343.

[3] Michowitz Y, Tovia-Brodie O, Heusler I, et al. Differentiating the QRS morphology of posterior fascicular ventricular tachycardia from right bundle branch block and left anterior hemiblock aberrancy[J]. *Circ Arrhythm Electrophysiol*, 2017, 10(9): e005074.

[4] Liu Y, Zheng L, Cai X, Zhang X, Ye Y. Cardiotoxicity from neoadjuvant targeted treatment for breast cancer prior to surgery[J]. *Front Cardiovasc Med*, 2023, 10: 1078135.

[5] Zhao YY, Sawyer DR, Baliga RR, et al. Neuregulins promote survival and growth of cardiac myocytes. Persistence of ErbB2 and ErbB4 expression in neonatal and adult ventricular myocytes[J]. *J Biol Chem*, 1998, 273(17): 10261-9.

[6] Siri-Angkul N, Chattipakorn SC, Chattipakorn N. The mechanistic insights of the arrhythmogenic effect of trastuzumab[J]. *Biomed Pharmacother*, 2021, 139: 111620.

病例 16

胃癌肝脏转移患者心电图呈广泛心肌损伤样改变

病史简介

患者女，69岁，因"胃癌姑息性术后2个月，左下肢肿胀1周"入院。全身麻醉下进行腹腔镜探查，患者被施行胃空肠吻合术，术中探查肿瘤位于胃窦幽门管，周围浸润，侵犯邻近器官，界限不清，继发梗阻，肝脏弥漫性癌结节。肝脏活检显示中-低分化腺癌，转移的可能性大。1年后因肝转移瘤引起胆管受压，局部麻醉下进行经皮肝穿刺胆道引流(PTCD)。1周前左下肢出现肿胀，皮温略高，局部不红，3天前出现发热，有寒战。外院查血常规显示白细胞为16×10^9/L，患者自行在家口服头孢曲松钠3天。

入院体格检查

患者体温为37.4℃，脉搏为100次/分，呼吸为20次/分，血压为130/77mmHg；患者神志清楚，精神差，浅表淋巴结未触及，皮肤巩膜无黄染，双肺呼吸音粗，未闻及干湿啰音，未闻及胸膜摩擦音，心率为100次/分，心律齐；腹平软，肝脾肋下未触及，全腹未触及压痛、反跳痛，腹水征阴性；左下肢水肿，生理反射存在，病理反射未引出。

辅助检查

心电图

患者入院心电图见图16.1；突发呼吸急促，急查心电图（图16.2）。

入院心电图（图16.1）：窦性心动过速，非特异性心室内阻滞，V5、V6导联低电压，ST-T改变。

解析：窦性P波均齐出现，心率为101次/分，下传的QRS波时限为130ms，电轴左偏，V1~V5导联呈rS型，V6导联呈R型。V5、V6导联QRS波综合电压为0.40~0.75mV。V1~V4导联ST段抬高0.2~0.4mV，T波与QRS波方向相反。

急查心电图（图16.2）：窦性心动过速，QRS波电轴左偏，频发室性期前收缩，非特异性心室内阻滞，前间壁r波逆递增，左胸导联QS型，左胸导联低电压，显著顺时针转位，ST-T改变。

解析：P波在Ⅰ、Ⅱ、aVF导联直立，aVR导联倒置，频率为101次/分，基础心律为窦性心动过速；QRS波电轴左偏（−30°），时限为120ms，V1~V3导联呈rS型，Ⅲ、V4~V6导联呈QS型，V4~V6导联QRS波综合电压<1.0mV；第1、4、7、10、16、19、22个宽QRS波提前出现，其前无相关P'波，QRS波形态与窦性下传的QRS形态不同，符合室性期前收缩特点。Ⅲ、aVF、V1~V6导联ST段弓

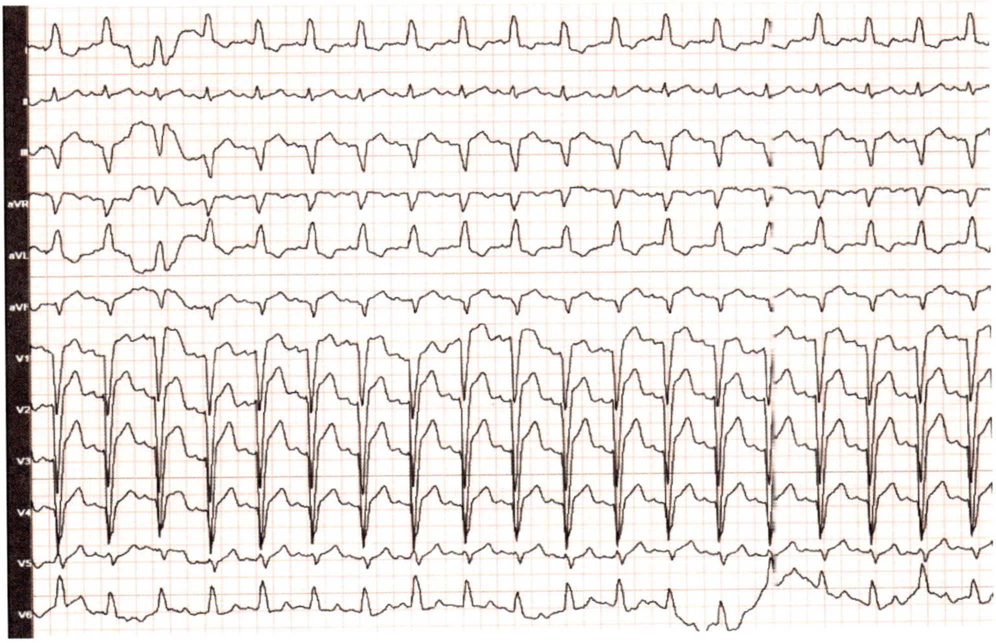

图16.1　入院时心电图。

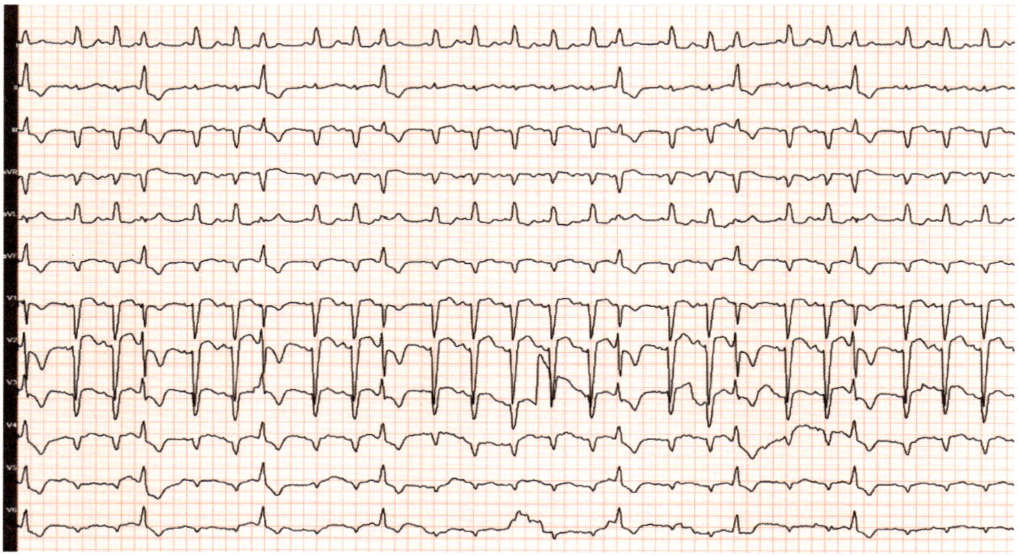

图 16.2　突发呼吸急促后的心电图。

背向上抬高0.05~0.50mV，I、aVL导联ST段压低0.1~0.15mV。

影像学检查

头部增强MRI：左侧颞叶占位，多发陈旧性腔隙灶；胸腹部CT平扫：肝囊肿，脾囊肿，右肾囊肿；心影增大，微量心包积液，两侧少量胸腔积液，两肺下叶部分受压膨胀不全；胃癌，肝脏弥漫性转移瘤，肝门部淋巴结转移瘤；网膜密度增高，少量腹水；胰腺小结节，左肾囊肿、左肾小错构瘤；胸腹壁皮下广泛水肿。

实验室检查

白蛋白为29.8g/L（↓），白球比例为0.84（↓），钠为133mmol/L（↓），氯为95mmol/L（↓），钙为1.96mmol/L（↓），谷草转氨酶为62U/L（↑）；白细胞计数为14.87×10^9/L（↑），红细胞压积为34.4L/L（↓），中性粒细胞百分比为84.70%（↑）；肌酸激酶MB为106U/L（↑）；凝血酶原时间为19.4秒（↑），国际标准化比数为1.61（↑），凝血酶原活动度为50.00%（↓），D-二聚体为11.35μg/mL（↑），纤维蛋白原为4.18g/L（↑）。

治疗经过

入院后完善相关检查，给予抗感染、鼻饲营养、增强免疫力、护胃止吐、保肝降酶等对症支持治疗。一般情况进行性变差，开始出现浅昏迷状态，随后患者血压及血氧进行性下降，家属考虑病情危重不可逆，不考虑进一步侵入性操作及抢救，1天后患者临床死亡。

讨论与总结

非特异性室内阻滞是指心电图QRS波时限增宽，但心电图图形既不符合左束支阻滞的标准又不符合右束支阻滞的标准，阻滞部位多位于浦肯野纤维网及心室肌。心室肌均一性缓慢传导、心肌坏死、纤维化、钙化、浸润性病变、冠状动脉供血障碍等都可使希浦系统或心室肌发生器质性损害并导致室内传导阻滞。

心包积液可能是孤立的发现，也可能因自身免疫性、肿瘤性或代谢性疾病所致。大量心包积液患者会出现胸闷、胸痛、颈静脉怒张等表现，而一些心包积液患者无明显临床症状，多在常规心脏疾病评估中发现。心包积液时心电图可出现一些异常表现，如QRS波低电压、QRS波振幅的连续电交替。然而，低电压缺乏特异性，在肥胖、心肌病、淀粉样变性、慢性阻塞性肺疾病、胸腔积液中也可出现[1-3]。CT是揭示肺和纵隔钙化，以及先天性或获得性心包病理性改变（如无心包、心包囊肿、憩室及局部心包积液）的首选方式[4]。恶性心包受累，最常见于肺癌和乳腺癌、恶性血液病、黑色素瘤和食管癌，预后较差[5]。随病情进展，本例患者心电图胸前导联逐渐呈显著顺时针转位、R波及QRS波综合电压振幅降低、左胸导联异常Q波，QRS波时限增宽，QT间期无显著延长，并频繁提前出现宽大畸形的QRS-T波群（起源于右心室流出道的室性期前收缩）。导致QRS振幅变低的常见心外因素有：肺部疾病（如气胸、COPD、胸腔积液等）、全身因素（如严重营养不良等）、其他因素（如皮肤干燥等）；导致QRS振幅变低的心脏本身因素有心肌变性导致的弥漫性心肌损害、心肌坏死引起心肌细胞数目减少、心包炎症使电流"短路"体表电流减少、心包积液时心脏电活动被液体隔绝导致QRS振幅变低。本例患者CT：心影增大，微量心包积液，两侧少量胸腔积液，两肺下叶部分受压膨胀不全及胸腹壁皮下广泛水肿。低蛋白血症可能是诱发心包积液及胸腔积液的原因，受其压迫导致心脏移位及心电信号传出障碍，可能是导致QRS波低电压的主要原因，液体量随着病情进展逐渐加重，胸前导联顺时针转位、R波及QRS波综合电压振幅降低的程度也随之加重，甚至左胸导联呈QS型。高凝、贫血、电解质紊乱、心肌酶及D-

二聚体增高也可能是本图非特异性心室内阻滞等异常改变的重要原因。图16.2左胸导联QS型，当胃癌广泛转移合并多器官功能衰竭时，低蛋白血症诱发了心包积液及胸腔积液，心脏的移位、心电信号传出障碍、恶性肿瘤终末期多器官(包括心肌组织的衰竭)使心电图出现类似心肌梗死的异常QS波图形，并伴有QRS波时限增宽、ST段的抬高。本例患者无胸痛及心血管病史，化验室检查心肌酶指标无显著升高，可排除急性冠脉综合征。患者在图16.2检查1天后死亡。提示肿瘤晚期患者出现进展性异常Q波及QRS波低电压心电图改变，除了考虑心血管疾病外，也可能是患者病情和身体状况恶化导致，预后不良，需引起临床重视。

(柳琼　耿旭红)

参考文献

[1] Adler Y, Charron P, Imazio M, et al. 2015 ESC guidelines for the diagnosis and management of pericardial diseases [J]. *Eur Heart J*, 2015, 36: 2921–2964.

[2] Imazio M, Spodick DH, Brucato A, et al. Controversial issues in the management of pericardial diseases[J]. *Circulation*, 2010, 121: 916–928.

[3] Lazaros G, Solomou E, Antonopoulos AS, et al. The landscape of acute pericarditis in Greece: experience from a tertiary referral centre[J]. *Hellenic J Cardiol*, 2019, 60: 139–140.

[4] Lazaros G, Lazarou E, Tsioufis P, et al. Chronic pericardial effusion: current concepts and emerging trends[J]. *Expert Rev Cardiovasc Ther*, 2022, 20: 363–376.

[5] Maisch B, Seferovic PM, Ristic AD, et al. Guidelines on the diagnosis and management of pericardial diseases executive summary[J]. *Eur Heart J*, 2004, 25: 587–610.

病例 17

胆囊癌广泛转移合并宽 QRS 波心动过速

病史简介

患者女，57岁，因“胆囊癌侵犯肝门部、肝脏、结肠肝曲并肝脏、腹腔转移，高位胆道梗阻性黄疸梗阻”3月余入院。给予“内镜下逆行胰胆管造影技术+胆道支架引流术”（ERCP+ERBD），并给予保肝退黄等对症治疗。患者黄疸消退不明显。后进行“经皮经肝胆管引流术”（PTBD），术后黄疸明显好转。患者自行口服中药治疗。间断住院给予支持治疗。其间患者反复出现肠梗阻，内科保守治疗效果不佳，病程中患者有右上腹疼痛不适，可耐受。近日畏寒发热，咳嗽咳痰，胸闷气喘，腹痛腹胀，偶有恶心、呕吐症状。

入院体格检查

患者体温为38.0℃，脉搏为112次/分，呼吸为22次/分，血压为154/97mmHg；双肺呼吸音粗，右肺可闻及干湿啰音，未闻及胸膜摩擦音，心率为112次/分，心律齐，未闻及病理性杂音，腹部膨软，肝脾肋下未触及，腹部压痛阳性，反跳痛阳性，上腹部可见PTBD导管，可见有胆汁流出，导管周围皮肤尚可，未见有胆汁外渗，敷料干燥，腹水征阳性，双下肢中度凹陷性水肿，生理反射存在，病理反射未引出。

辅助检查

心电图

患者入院时心电图见图17.1，突发呼吸急促，急查心电图（图17.2）。

入院时心电图（图17.1）：窦性心律，Ⅲ导联QRS波呈qr型，ST-T改变。

解析：窦性P波匀齐，频率为94次/分，Ⅲ导联QRS波呈qr型，I、Ⅱ、aVF、V3~V6导联ST段压低0.15~0.25mV伴T波双肢对称倒置。

急查心电图（图17.2）：窦性心动过速，QRS电轴中度左偏（-55°），V1、V2呈QS型，V3~V6呈rS型，显著顺时针转位，ST-T方向与QRS波主波方向相反。

解析：此图P波在Ⅰ、Ⅱ导联直立，aVR导联倒置，基础心律为窦性心律，心率为180次/分，QRS电轴重度左偏（-65°），V1、V2导联QRS波呈QS型，V3~V6导联QRS波呈rS型，V1、V5、V6导联QRS综合电压<1.0mV，TV2>TV5。

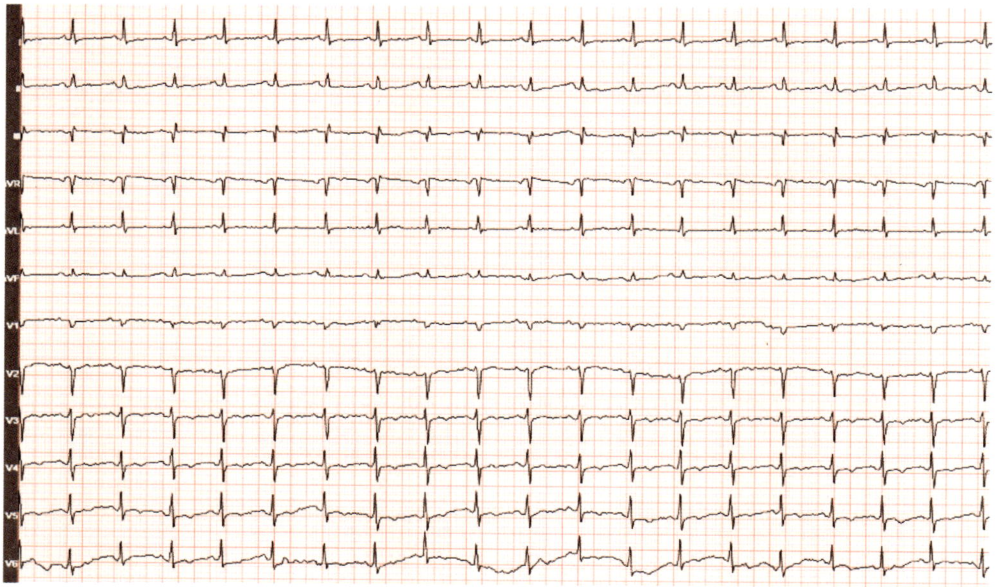

图17.1 入院时心电图。

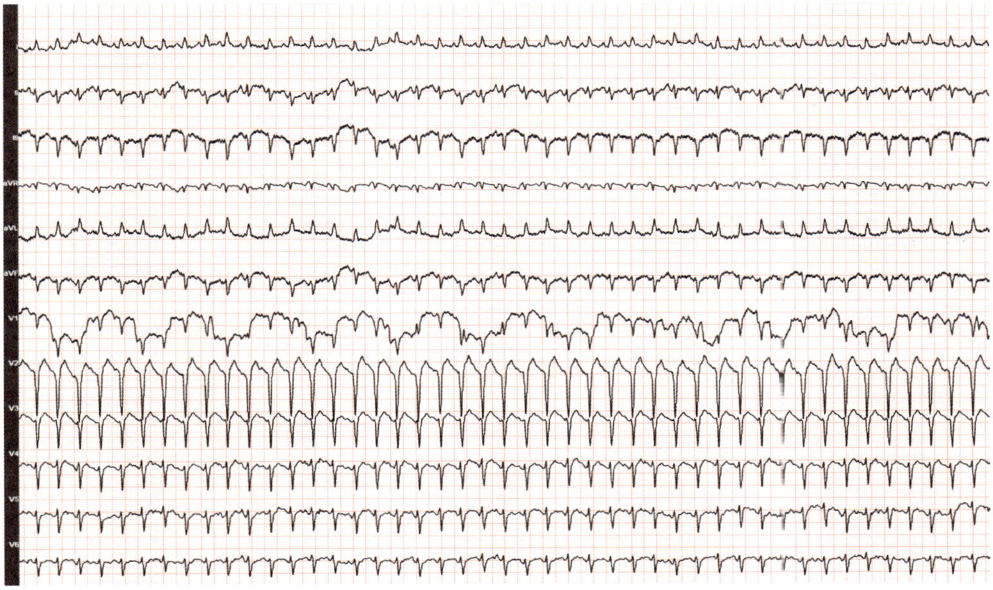

图17.2　突发呼吸急促时的心电图。

影像学检查

头颅增强MRI：左侧颞叶占位，多发陈旧性腔隙灶；胸腹部CT平扫：肝囊肿，脾囊肿，右肾囊肿；胸部CT平扫未见明显异常。

实验室检查

D-二聚体为103.8μg/mL(↑)，谷草/谷丙转氨酶为1.8(↑)，谷氨酰基转移酶605U/L(↑)，总胆红素为69.8μmol/L(↑)，直接胆红素为66.8μmol/L(↑)，葡萄糖为6.6mmol/L(↑)，磷为0.48mmol/L(↓)，镁为0.53mmol/L(↓)，钾为1.88mmol/L(↓)，钠为138mmol/L(↑)，氯为95mmol/L(↓)。

治疗经过

给予患者禁食水、免疫调节剂、抗感染、化痰平喘、补液、补钾等对症支持治疗，后给予止痛治疗，咳嗽过程中突发呼吸急促，胸闷气喘加重。心电监护显示血氧饱和度明显下降，在50%~60%间逐渐波动，考虑存在呼吸衰竭、肺栓塞的可能，给予呼吸兴奋剂，面罩吸氧，激素，加大吸氧流量，加强抗生素强度等抢救治疗，并急查心电图(图17.2)。患者仍有严重低钾血症，给予补钾及上述抢救等治疗后，患者出现血压、心率下降，给予升血压药物及心三联治疗，并给予心肺复苏，患者抢救无效死亡。

讨论与总结

心动过速可见于多种情况，此例患者心率为180次/分，可能与患者发热及心力衰竭有关：既往研究提示体温每升高1℃，心率将相应增快10次/分，采集图17.2时，患者体温为38.8℃，较正常升高2.3℃，而心力衰竭时，心率也将代偿性增快以弥补每搏输出量的下降。患者在咳嗽过程中突发呼吸急促，伴血氧饱和度明显下降，结合血液高凝状态、D-二聚体升高，强烈提示急性肺栓塞。肺栓塞心电图变异性较大，常见表现有窦性心动过速、SIQⅢTⅢ、右束支传导阻滞、右室扩大、右房扩大、ST-T改变。本例心电图显示窦性心动过速（180次/分），新发显著顺时针转位，符合右室急性扩张改变，而患者无肺部及心脏病史，既往心电图（图17.1）未见右心房、右心室扩大表现，胸部CT平扫也未见明显异常，考虑心电图改变是急性肺动脉高压导致右心室压力负荷及容量负荷急性增加，右心室急性扩张所致。急性左心衰导致的肺部瘀血，以及肿瘤患者血液的高凝状态所致的肺栓塞都可能引起急性肺动脉高压。患者病情危重，临床以对症急救为主，未进行肺动脉造影检查。患者同时合并严重的电解质紊乱，但多种因素导致心室除极复极的心电图改变，导致电解质紊乱（重度低血钾、低血钙）的心电图特征不明显。

患者就诊时已是恶性肿瘤晚期合并广泛转移。患者的身体状况较差，各项检查异常值较多，进行对症姑息性治疗。心电图有助于早期发现心脏功能及负荷改变，当心电图出现右心室增大的表现时（如QRS电轴右偏、右束支传导阻滞、右胸导联R波及左胸导联S波异常增大），提示存在右心室负荷加重的可能。另外，肿瘤患者纵隔转移或胸腔积液、心包积液压迫心脏移位也可导致类右心室负荷增大样心电图改变。一旦心电图显示右心室负荷增大，则需进一步的影像学检查。有研究显示模拟的离散时间风险曲线，在观察期间，诊断为恶性肿瘤的患者存在持续的额外死亡风险和继发性急性肺栓塞（APE）的风险似乎是未患肿瘤患者的3倍以上，诊断为癌症患者应在第一次APE发作后进行终身抗凝治疗，以降低早期死亡的风险[1]。多项研究显示，癌症患者的肾功能异常、转移性肿瘤、大出血和近期不活动是致命APE风险增加的相关因素[2-4]。RIETE研究中，在发生VTE事件后的24个月内，7.6%的患者发现了一种隐匿性癌症[5]。恶性肿瘤患者应密切监测心电图改变，以及时发现患者病情变化，提高警惕防止发生血栓栓塞事件。

（柳琼　耿旭红　刘彤）

参考文献

[1] Piotr Feusettea, Jerzy Sachaa, Andrzej Tukiendorfb, et al.Clinical manifestations of cancer in patients with acute pulmonary embolism[J]. *Journal of Cardiovascular Medicine*, 2023, 24:406-413.

[2] Imberti D, Agnelli G, Ageno W, et al. MASTER Investigators. Clinical characteristics and management of cancer-associated acute venous thromboembolism: findings from the MASTER Registry[J]. *Haematologica*, 2008, 93: 273-278.

[3] Kukla P, Bryniarski L, Dugopolski R, et al. Acute pulmonary embolism registry in the Maopolska region[J]. *Kardiol Pol*, 2009, 67:735-741.

[4] Labyk A, Ciurzyński M, Jankowski K, et al. Acute pulmonary embolism: analysis of consecutive 353 patients hospitalized in a single center: A 3-year experience[J]. *Kardiol Pol*, 2012, 70:15-22.

[5] Jara-Palomares L, Otero R, Jimenez D, et al. RIETE Investigators. Development of a risk prediction score for occult cancer in patients with VTE[J]. *Chest*, 2017, 151:564-571.

病例 18

肺癌患者化疗期间出现急性前间壁心肌梗死样心电图改变

病史介绍

患者男，77岁，2个月前无明显诱因出现咳嗽咳痰，痰中带血，并伴有右上腹疼痛，逐渐加重。近1周患者肝区疼痛加重，病程中患者咳嗽、咳痰明显，腹痛影响睡眠，无盗汗，无恶心、呕吐，二便正常。

入院体格检查

患者体温为36.2℃，脉搏为72次/分，呼吸为18次/分，血压为117/76mmHg；右肺呼吸音低，闻及少量干湿啰音，未闻及胸膜摩擦音，心律齐；患者腹平软，肝脾肋下未触及，右季肋区压痛阳性，无反跳痛，腹水征阴性；双下肢无凹陷性水肿，生理反射存在，病理反射未引出。

辅助检查

12 导联 ECG

心电图（图18.1）：窦性心律，前间壁R波递增不良，ST-T改变。

解析：此图为窦性心律，心率为63次/分，V1~V3导联QRS波呈rS型，R波递增缓慢，V1~V3导联ST段水平抬高0.05~0.30mV，ST段抬高程度V2>V3>V1，Ⅱ、Ⅲ、aVF、V5~V6导联ST段压

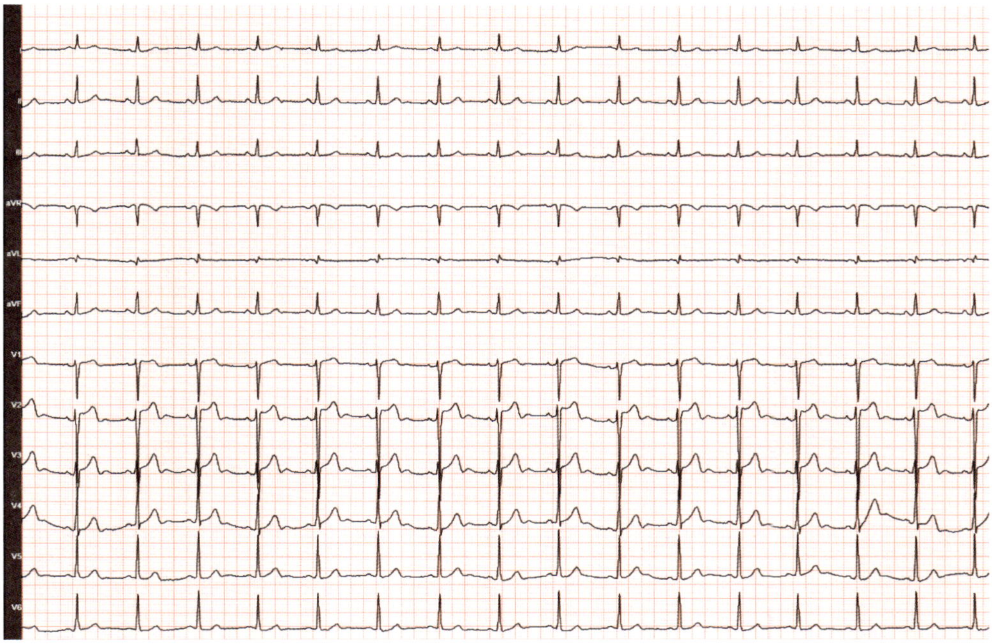

图 18.1　12 导联 ECG。

低<0.05mV，T 波振幅 V2>V6。可见 U 波。R 波递增不良可见于陈旧前间壁心肌梗死、右心室肥厚、导联放置错误、扩张型心肌病、正常变异，以及其他心室除极起始向量向后偏移的情况（如左束支传导阻滞、左心室肥厚、右侧旁道等）。本例患者病史及各项检查结果不支持上述可能性，考虑为恶性肿瘤晚期心肌细胞功能逐渐衰竭所致。Ito 电流是心肌细胞动作电位 1 期的主要成分，主要存在于心外膜下心室肌细胞，心内膜下分布很少甚至没有，导致心室复极早期跨室壁电位差较大，右心室壁的瞬时外向钾电流差造成 V1~V3 导联 ST 段在正常情况下可上斜形抬高 0.1~0.3mV，而左胸导联 ST 段抬高不应超过 0.2mV。此图 V1~V3 导联 ST 段呈水平型抬高。

影像学检查

见图 18.2。

化验室检查

谷氨酰基转移酶为 104U/L（↑），总蛋白为 73.9g/L，白蛋白为 23.8g/L（↓），葡萄糖为 3.5mmol/L（↓）；白细胞计数为 10.54×10^9/L（↑），中性粒细胞百分比为 79.30%（↑），血小板计数为 285×10^9/L；钾为 4.44mmol/L，肌酐为 66μmol/L，谷草转氨酶为 146U/L（↑）；凝血酶原时间为 15.5 秒（↑），D-二聚体为 9.55μg/mL。

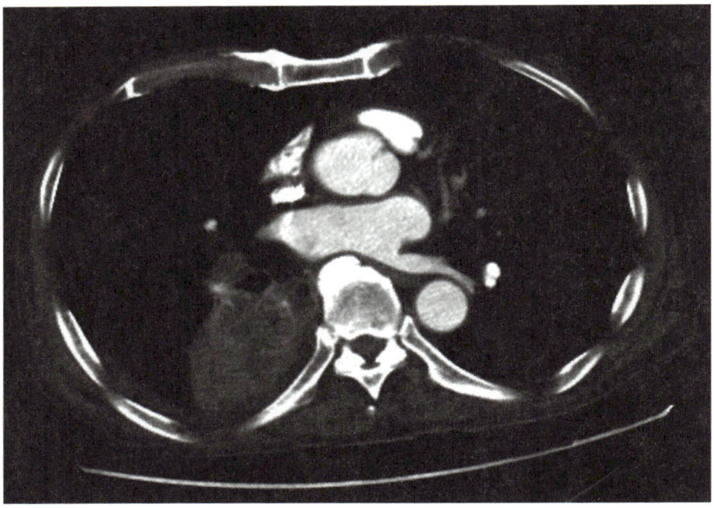

图 18.2 CT增强。右肺下叶癌,右侧少量胸腔积液;肝脏多发转移瘤,少量腹水;右侧肾上腺体部微小结节,左侧肾上腺内肢增粗,转移瘤不能除外。

治疗经过

患者入院后进行肺穿刺病理显示右肺鳞状细胞癌。进行颅内肿瘤放疗1个疗程,剂量为39Gy/13f,给予羟考酮、苦参镇痛、华蟾素中药抗肿瘤消肿等治疗,给予卡瑞利珠单抗200mg免疫治疗,未见明显不良反应。经雾化、化痰等治疗,咳嗽咳痰加重,痰为黄色脓痰,给予抗感染治疗后有所好转。再次给予卡瑞利珠单抗200mg免疫治疗,并继续镇咳、脱水、营养支持、抗凝、苦参镇痛等治疗,患者精神亢奋、胡言乱语,口服奥氮平后略有好转。随后患者咳出大量黄脓痰,给予抗感染、化痰等治疗,病情恶化,进食后呕吐,3天未进食,伴意识模糊,给予禁食、抑酸、营养支持等保守治疗,在呼吸减慢、血压下降20分钟后呼吸心跳停止,心电图显示未见任何心房、心室波,呈直线,宣布临床死亡。

讨论与总结

心电图中ST段抬高常见于心肌梗死、心绞痛、心室早复极、Brugada波、心包炎、高钙血症、心肌炎、应激性心肌病等。患者无心血管及胸痛病史,化验室检查心肌酶无显著升高,可排除心肌梗死及心绞痛。心包炎及心肌炎大多是广泛ST段抬高,本例ST段抬高局限在前间壁导联,亦可排除。电解质检查血钙在正常范围。心室早复极及Brugada波常见于青年男性,本例患者年龄、病史、家族史及心电图图形均不符合。本例患者无心血管及胸痛病史，CT增强未见心包积液和肿瘤的心肌转移。经对症治疗后，前间壁抬高的ST段有所回落，可能与化疗导致的心肌损伤，以及恶性肿瘤晚期多器官功能衰竭引起的贫血、心肌缺血及缺氧有关。患者及家属拒绝冠状动脉造影检查。

有报道显示，恶性肿瘤转移性心肌浸润时心肌肌钙蛋白水平正常，但心电图上ST段持续升高(STE)。浸润性肿瘤和正常心肌在细胞数量和细胞生物电特性上的差异可能会产生电位差，并导致“损伤电流”的形成，形成STE[1]。当肿瘤患者出现新的，持续类似于急性冠脉综合征的ST段抬高，需考虑继发性心脏肿瘤相关心包积液和肿瘤的心肌转移。MRI的多模态成像、正电子发射断层扫描-计算机断层扫描(PET-CT)和超声心动图对明确诊断起着关键作用。STE心电图改变是继发性心脏肿瘤最常见的表现，在冠状动脉造影中未见任何大血管阻塞的肿瘤患者，对继发性肿瘤应进一步评估，并及时治疗，减少肿瘤的进一步扩散[2-3]。通过对比影像学数据显示心肌受累程度的报道，发现心脏转移患者的心电图STE对评估心肌损伤的程度和区域具有重要价值[4]。

(柳琼　成思瑶)

参考文献

[1] Shah S, Padaliya B, Mohan SK. Noninfiltrating adenocarcinoma of the lung causing ST-segment elevation[J]. *Tex Heart Inst J*, 2015, 42: 381-384.

[2] Bijay Y, Miriyala V, Pant S, et al. Lung carcinoma paraneoplastic reactive regional pericarditis mimicking ST elevation myocardial infarct[J]. *J Community Hosp Intern Med Perspect*, 2021, 11: 859-862.

[3] Chen T. Persistent ST-segment elevation due to cardiac metastasis[J]. *BMJ Case Rep*, 2017: bcr2017220621.

[4] Zhou R, Prasada S, Roth M. A case report of an STEMI mimicker in a patient presenting with haemoptysis and chest pain with metastatic myocardial infiltration and left ventricular mural thrombi[J]. *Eur Heart J Case Rep*, 2021, 5: ytaa546.

[5] Maisch B, Seferovic PM, Ristic AD, et al. Guidelines on the diagnosis and management of pericardial diseases executive summary[J]. *Eur Heart J*, 2004, 25: 587-610.

病例 19

纵隔转移瘤心电图改变

病史介绍

患者女，39岁。左肺小细胞肺癌术后10月余，发现全身多发转移2月余。全身麻醉下进行“经胸左肺上叶切除术”，术后未进行放化疗，一直在家进行中药治疗。因“头晕、视物旋转，偶有抽搐，有恶心、呕吐”行CT显示肺癌伴广泛转移，两侧胸腔及心包腔、腹盆腔散在积液；头颅MR显示松果体细胞瘤，生殖细胞瘤，第三脑室室管膜瘤不能排除，不能排除肿瘤转移。给予全脑放疗，23.4Gy/13f，降颅内压等对症治疗。应用“依托泊苷软胶囊100mg，d1~10”方案化疗1个疗程、“顺铂20mg，d1~5+依托泊苷0.1g，d1~5”方案化疗1个疗程，同时给予止痛、脱水、口服盐酸羟考酮（80mg，q12h）等对症支持。病程中患者头晕、呕吐、低热、恶心明显。

入院体格检查

患者体温为36.2℃，脉搏为74次/分，呼吸为18次/分，血压为120/70mmHg，体重为46kg。患者神志清楚，精神尚可，KPS为70分，浅表淋巴结未触及，皮肤巩膜无黄染，双肺呼吸音粗，未闻及干湿啰音，未闻及胸膜摩擦音，心率75次/分，心律齐；胸部手术切口愈合良好，腹平软，肝脾肋下未触及，全腹未及压痛反跳痛，腹水征阴性；双下肢无凹陷性水肿，生理反射存在，病理反射未引出。

辅助检查

12导联心电图

入院时心电图见图19.1，化疗后心电图见图19.2。

心电图（图19.1）：窦性心律，ST段改变。

解析：窦性心律，心率为89次/分，QRS波电轴左偏（−10°），Ⅱ、aVF、V2~V6导联J点及ST段抬高0.05~0.10mV。

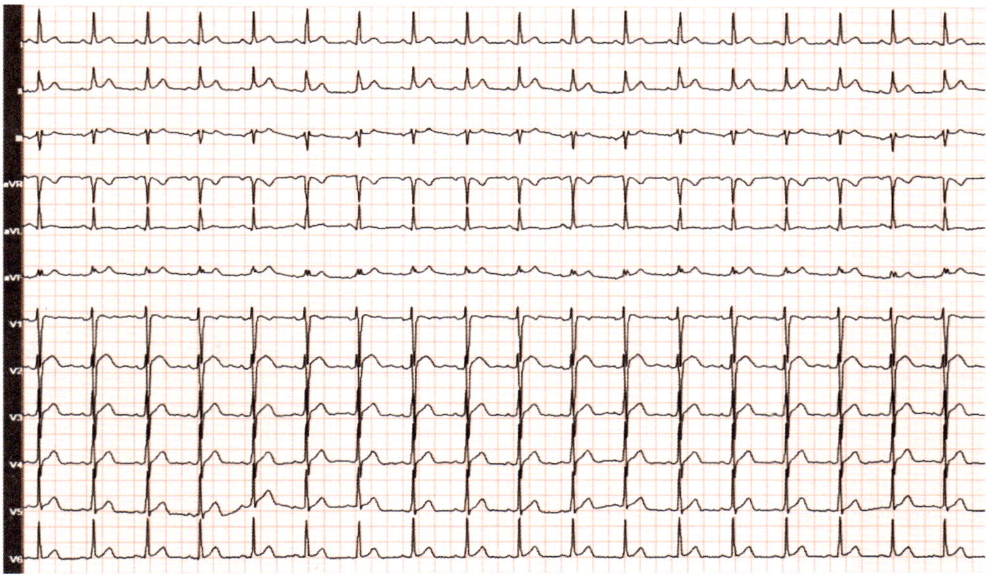

图19.1 入院时心电图。

心电图（图19.2）：窦性心律，ST−T改变（较之前加重）。

解析：窦性心律，心率为96次/分，QRS电轴轻度左偏，V1~V3呈rS型，R波递增不良，V3~V6导联QRS波综合电压较之前下降，V6导联QRS波综合电压<1.0mV。Ⅰ、Ⅱ、Ⅲ、aVF、V1~V6导联J点及ST段抬高0.1~0.4mV，伴T波高大直立。

影像学检查（图19.3）

CT：①左侧包裹性积液，考虑肺部感染；②主动脉弓旁不规则软组织影，考虑复发灶可能，复查相似；③纵隔淋巴结肿大；④右肺上叶微小结节，转移瘤可能；⑤右侧肾上腺转移瘤可能。颅脑MR平扫+增强未见明显异常。

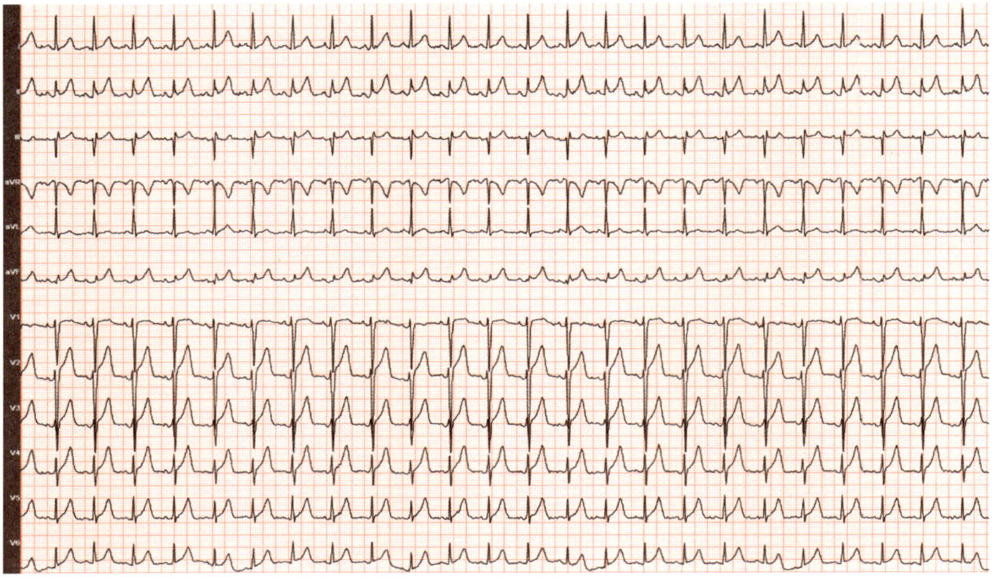

图 19.2 化疗后心电图。

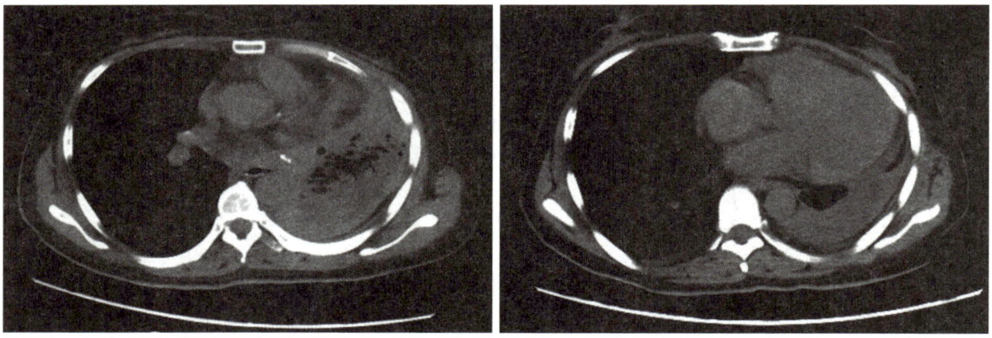

图 19.3 CT。

实验室检查

单核细胞百分比为15.24%(↑),红细胞计数为2.33×10^{12}/L(↓),血红蛋白为70g/L(↓),红细胞压积为22.0%(↓),平均血红蛋白浓度为318g/L(↓),红细胞分布宽度SD值为65.3fL(↑),红细胞分布宽度CV值为19.50%(↑),中性粒细胞百分比为45.84%(↓)。

治疗经过

入院后患者出现咳嗽，痰不多，CT示左侧包裹性积液，考虑肺部感染，给予抗感染治疗后好转，给予“顺铂20mg，d1~5+依托泊苷0.1g，d1~5”。化疗第3天时一般情况变差，停用第4天、第5天化疗后一般情况进行性变差，痰鸣音明显，低热，恶心、呕吐明显，言语混乱，四肢颤动，Ⅳ度中性粒细胞减少，无发热，考虑脑转移瘤进展、化疗骨髓抑制引起，遂给予抗感染联合提升白细胞治疗，后一直给予抗感染、增强免疫力、平喘等对症支持治疗。血常规提示重度贫血，给予输注悬浮红细胞300mL。之后患者一般情况进行性变差，主要给予抗感染、平喘、补液、营养等对症支持治疗。急诊心电图（图19.2）检查，3天后患者死亡。

讨论与总结

目前肿瘤治疗方法有手术治疗、放疗、化疗、靶向治疗、激素免疫治疗等方法。而这些治疗措施可能对心血管系统产生不良影响，如心力衰竭、心功能不全、冠状动脉疾病、瓣膜病、肺动脉高压、心律失常、血栓栓塞、心包疾病、高血压、周围血管疾病、脑卒中等，从而在心电图中表现出异常改变。化疗、放疗可能导致窦性心动过速、传导系统异常、心房颤动、室上性心动过速、室性心动过速/心室颤动、QT间期延长、ST-T改变等心电图异常。在原发或转移的纵隔肿瘤中，心脏功能不仅受肿瘤自身因素、患者基础疾病、上述治疗等影响，肿瘤浸润、肿瘤转移、受肿瘤挤压等因素不可避免地使心脏位置、心脏结构、心功能及心电图发生更多的改变。纵隔肿瘤心电图可能有右胸导联ST段抬高的Brugada表型、表现为右心室增大特征的肺动脉狭窄、QRS波低电压等。

原发性心脏肿瘤极为罕见，尸检发现率为0.001%~0.030%，其中约75%是良性的[1]。继发性心脏肿瘤发生率是原发性心脏肿瘤的30倍，心包是最常见的心脏转移部位[2]。心脏转移可表现为不同的心脏或非心脏症状，心脏肿块常在影像学过程中偶然发现[3]，在少数病例中可能表现为心电图改变，如ST-T改变。在肿瘤患者中，由于肿瘤侵犯的压迫可发生类冠脉心肌桥样作用，如果没有遵循典型进展的缺血性心电图模式，没有典型的缺血症状应考虑是否存在心脏转移。类似ST段抬高型心肌梗死心电图改变是心脏转移瘤最常见的表现之一。事实上，近50%的心脏肿瘤患者是在表现为急性心肌梗死的特征后被诊断出来的。房性心律失常是心脏转移瘤所致另一常见心律失常[4]。本例随病情进展，图19.2较图19.1新发V3导联r波逆递增，左胸导联低电压，Ⅰ、Ⅱ、Ⅲ、aVF、V1~V6导联J点及ST段抬高0.1~0.4mV，患者3天后死亡，心电图改变可能与心包积液有关。ST段抬高的肿瘤患者经冠状动脉造影排除冠状动脉病变后，应考虑是否与肿瘤压迫或浸润有关。对肿瘤心脏转移应进一步评估心功能。此外，当肿瘤直接侵犯心脏组织时，心电图常表现为ST段抬高。随着病情的进展，心电图可出现房室传导阻滞、房性心律失常、室性心律失常等，心功能会进一步降低、恶化而出现心力衰竭。因此，对肺癌患者进行定期心电图复查是非常重要的。

（柳琼　刘彤）

参考文献

[1] Patel SD, Peterson A, Bartczak A, et al. Primary cardiac angiosarcoma – a review[J]. *Med Sci Monit*, 2014, 20: 103-9.

[2] Bussani R, De-Giorgio F, Abbate A, et al. Cardiac metastases[J]. *J Clin Pathol*, 2007, 60: 27-34.

[3] Yusuf SW, Bathina JD, Qureshi S, et al. Cardiac tumors in a tertiary care cancer hospital: clinical features, echocardiographic findings, treatment and outcomes[J]. *Heart Int*, 2012, 7: e4.

[4] Iliescu CA, Grines CL, Herrmann J, et al. SCAI Expert consensus statement: evaluation, management, and special considerations of cardio-oncology patients in the cardiac catheterization laboratory (endorsed by the Cardiological Society of India, and Sociedad Latino Americana de Cardiología Intervencionista) [J]. *Catheter Cardiovasc Interv*, 2016, 87: E202-223.

病例20

紫杉醇脂质体、顺铂、重组人血管内皮抑制素联合化疗导致极短QT间期

病史介绍

患者男，66岁，5个月前诊断为肺鳞状细胞癌伴脑转移，采用紫杉醇脂质体+顺铂+重组人血管内皮抑制素（恩度）方案化疗。化疗第7天开始咯血加重，给予垂体后叶素止血治疗，并停用恩度。后突发神志欠清，认知能力下降，谵妄状态，化验室检查提示重度低钠血症，给予补钠、抗癫痫等治疗。25天后给予“紫杉醇脂质体+顺铂”方案化疗2个疗程、“顺铂+紫杉醇脂质体+恩度”方案化疗1个疗程，再次给予“顺铂+紫杉醇脂质体+恩度”方案化疗时，第2天出现咯血，随后停止化疗，给予对症支持治疗后出院。1周前患者出现食欲减退，未予以特殊处理，症状持续，2天前开始出现胸闷、气喘，症状逐渐加重，今开始出现呼之不应，拟“肺癌，急性呼吸衰竭”入院。

入院体格检查

患者体温为36.5℃，脉搏为160次/分，呼吸为24次/分，血压为105/68mmHg、神志昏迷，对光反射迟钝，皮肤黏膜未及黄染，张口样呼吸，两肺满布湿啰音，心率为160次/分，心律不齐，各瓣膜听诊区未闻及病理性杂音。腹平软，肝脾肋下未及，肠鸣音减弱，移动性浊音阴性，双下肢无水肿，生理反射迟钝，病理反射未引出。

辅助检查

心电图

入院时12导联ECG见图20.1，化疗后心电图见图20.2。

心电图（图20.2）：窦性心动过缓，二度Ⅰ型窦房阻滞，短阵房性心动过速（2∶1前传），极短QT间期（330ms）。

解析：此图前1~12个P波形态与窦性P波不同，频率为136次/分，为短阵房性心动过速2∶1前传心室。其后窦性P波的频率为50~58次/分，最后一次P波与其前的P波间距达2.17s，约等于2个窦性周期，为二度Ⅰ型窦房阻滞。各导联ST段消失，QRS波降支与T波升支重叠，导致330ms的极短QT间期。

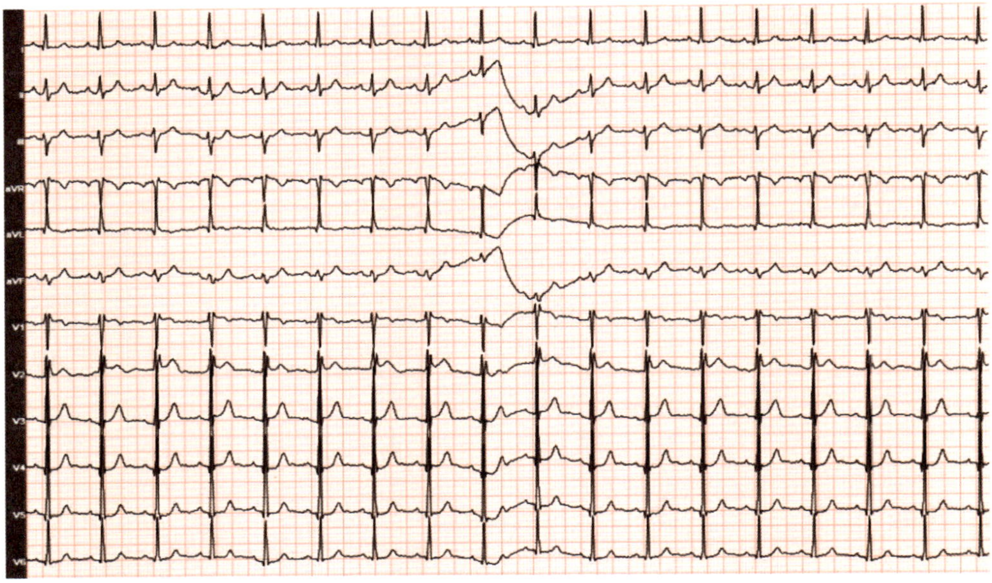

图20.1 入院时心电图：窦性心律，不完全性右束支传导阻滞，ST-T改变。

影像学检查

见图20.3。

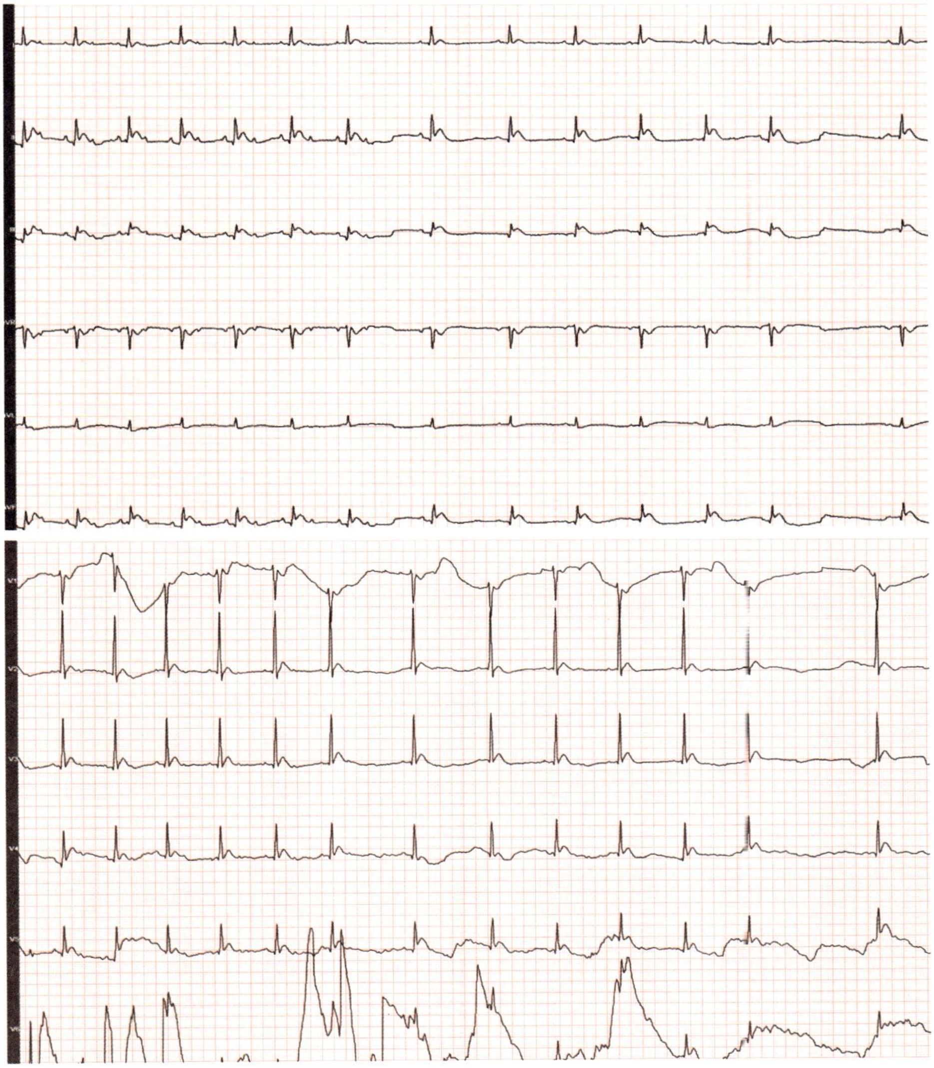

图20.2 化疗7天后心电图。

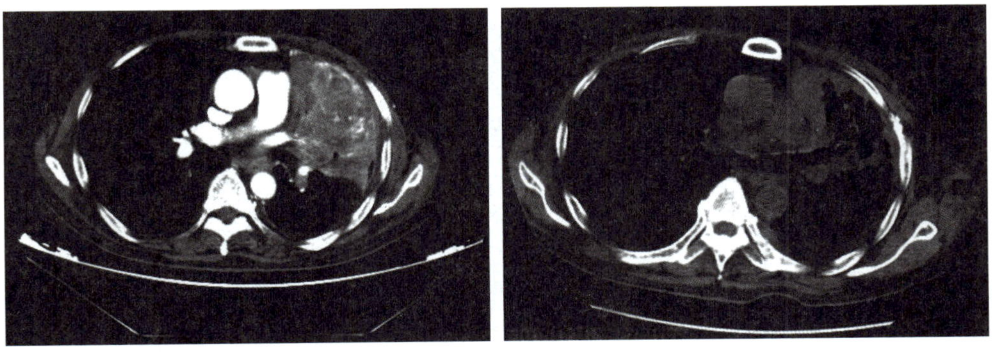

图20.3 CT。左肺癌；左肺上叶支气管扩张；纵隔淋巴结肿大，左侧胸膜结节样增厚，考虑为转移瘤。右肺中叶小结节，随访。左侧胸腔少量包裹性积液。心包微量积液。

化验室检查

肺肿瘤测定：鳞状细胞癌相关抗原为8.09ng/mL(↑)，角蛋白19片段Cyfra21-1为14.75ng/mL(↑)，糖类抗原CA724为9.64U/mL(↑)，D-二聚体为10.00μg/mL(↑)，镁为0.69mmol/L(↓)，钠为133mmol/L(↓)，氯为91mmol/L(↓)，磷为0.73mmol/L(↓)，钾为2.06mmol/L(↓)。

治疗经过

病程中，患者精神、食欲、睡眠差，二便无特殊，体重未见明显改变。给予"顺铂+紫杉醇脂质体+恩度"方案治疗，化疗至第3天时出现咯血，鲜红色，约15mL，立即停止化疗及恩度靶向治疗。后患者一直痰中带血，经垂体后叶素止血等对症治疗后咯血明显减少，其间出现低钾血症，给予口服及静脉补钾，后出现昏迷，血氧饱和度及血压进行性下降，立即给予心电监护、面罩吸氧，并给予升压药及呼吸兴奋剂，化疗过程中无明显QT间期延长，患者心电图检出超短QT间期30分钟后死亡。

讨论与总结

顺铂是目前最有效的细胞毒性化疗药物之一，广泛应用于实体肿瘤的治疗[1]。顺铂有肾脏毒性、骨髓抑制、耳毒性、神经毒性、过敏反应、高尿酸血症及血浆电解质紊乱(低镁血症与低钙血症)。心电图可见心动过缓或过速、心功能不全等。顺铂具有的内皮损伤、产生血栓素、血小板活化、血小板聚集等不良反应，与急性血栓形成相关，发生率为0.2%~12%[2-3]，肿瘤患者本身具有潜在的血栓栓塞风险，但在接受顺铂治疗的患者中，在治疗期间及最后一次剂量后4周，此类事件的发生率超过18%。紫杉醇脂质体常与顺铂联合用于不能手术或放疗的非小细胞肺癌患者的一线化疗，其副作用包括过敏反应、骨髓抑制、神经毒性、胃肠道反应、肝脏毒性、脱发，输注药物的外渗局部炎症等，心血管毒性可见低血压和无症状的短时间心动过缓。重组人血管内皮抑制素常见的心律失常有窦性心动过速、轻度ST-T改变、房室传导阻滞、房性期前收缩、偶发室性期前收缩等[4]。抗癌药物会影响心脏复极，内向离子流的增加和外向离子流的减少将延长动作电位时程，增加心室复极离散度，并导致QT间期延长，从而增加尖端扭转型室性心动过速、致命室性心律失常和心源性猝死的风险。一些蒽环类药物诱导的LQTs已被报道，多为女性患者。危险因素，如低钾血症和药物-药物联合作用，铂类化合物与QT间期延长和TdP有关，可通过延长Na^+通道的开放来增加Na^+内流，从而影响心脏复极[5]。电解质失衡也会导致QT间期变化。本例患者存在持续的低钾血症、低镁血症、低钙血症，在既往心电图中均未出现QT间期变化。本例患者所应用姑息性化疗方案符合治疗原则，但出现了与化疗药物对心血管系统作用完全相反的超短QT间期。其机制用电解质紊乱及化疗药物心脏毒性都无法解释。患者CT检查提示由于化疗，肿瘤出现大面积的坏死塌陷，并出现气体填充。当肿瘤出现溶解时，会出现肿瘤溶解综合征，出现低钾血症、高磷血症、高尿酸血症等，但本例不符合。而顺铂使用的潜在副作用是血栓栓塞事件，患者最后死于急性呼吸衰竭，不能排除是否存在肺栓塞或冠状动脉栓塞[2]。

此病例在记录到超短QT间期30分钟后患者死亡，提示心肌复极时间明显缩短，为高危临终状态的心电图表现，是临床危险的预警，必须提高重视及警觉。

（柳琼　耿旭红）

参考文献

[1] Dasari S, Tchounwou PB. Cisplatin in cancer therapy: molecular mechanisms of action[J]. *Eur J Pharmacol*, 2014, 740:364-378.

[2] Karabay KO, Yildiz O, Aytekin V. Multiple coronary thrombi with cisplatin[J]. *J Invasive Cardiol*, 2014, 26: E18-E20.

[3] Zahir MN, Shaikh Q, Shabbir-Moosajee M, et al. Incidence of venous thromboembolism in cancer patients treated with cisplatin based chemotherapy - a cohort study[J]. *BMC Cancer*, 2017, 17:57.

[4] Herrmann J, Yang EH, Iliescu CA, et al. Vascular toxicities of cancer therapies: the old and the new—an evolving avenue[J]. *Circulation*, 2016, 133:1272-1289.

[5] Dasari S, Tchounwou PB. Cisplatin in cancer therapy: molecular mechanisms of action[J]. *Eur J Pharmacol*, 2014, 740:364-378.

病例 21

非霍奇金淋巴瘤伴 T 波高尖心电图

病史介绍

患者男，72 岁，1 个月前诊断为非霍奇金淋巴瘤多发转移。左外踝皮肤破溃结痂，局部疼痛，无畸形，无活动障碍。病理提示非霍奇金淋巴瘤（B 细胞型）ⅣB 期。未给予特殊治疗，病程中患者无呕吐、咳嗽，饮食、二便正常，体重无明显增减。患者因“发热、腹泻”就诊入院。

入院体格检查

患者体温为 38.8℃，脉搏为 104 次/分，呼吸为 20 次/分，血压为 87/56mmHg；双肺呼吸音粗，未闻及干湿啰音，未闻及胸膜摩擦音，心率为 104 次/分，心律齐；腹平软，肝脾肋下未触及，全腹未及压痛反跳痛，腹水征阴性；双下肢无凹陷性水肿，生理反射存在，病理反射未引出。

辅助检查

12 导联 ECG

解析（图 21.1）：aVF 电极所致伪差，I 导联 P 波清晰可见，频率为 93 次/分，6 个肢体导联 QRS 波综合电压均<0.5mV，符合窦性心律，肢体导联低电压。

解析（图 21.2）：未见窦性 P 波，代之以振幅、形态、频率不等的 f 波，RR 间期绝对不齐，平均心

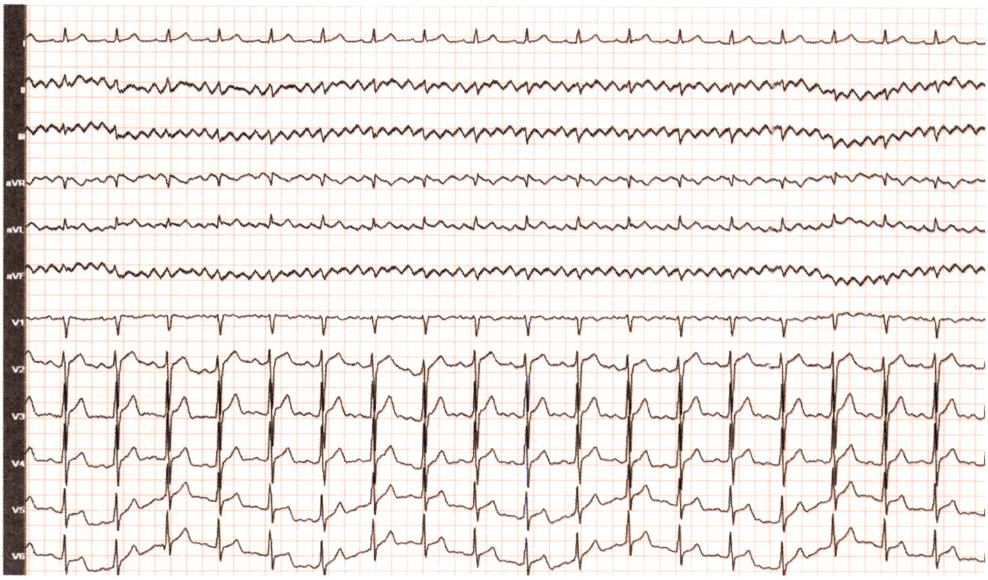

图21.1　入院时心电图：窦性心律，肢体导联低电压，伴伪差干扰。

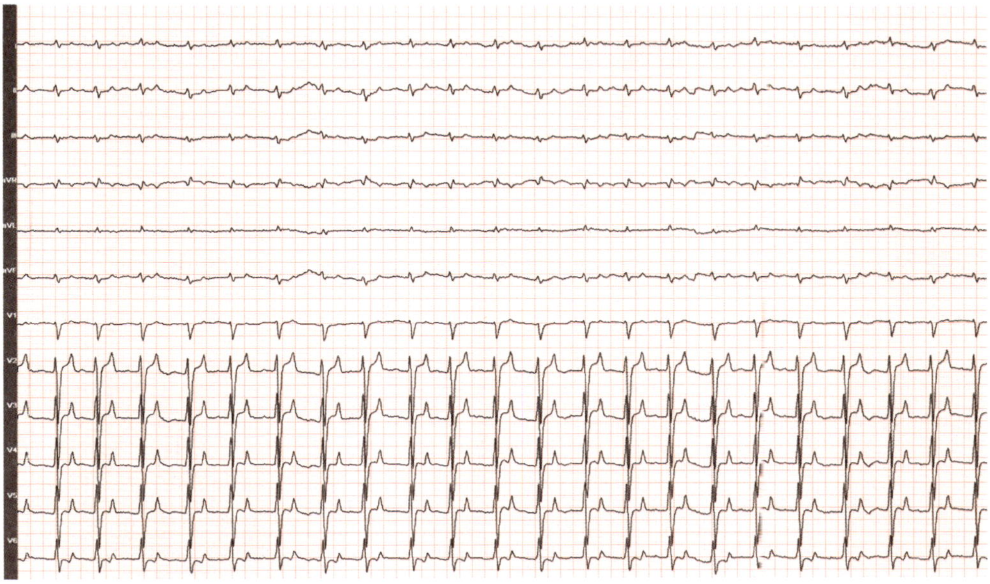

图21.2　心房颤动心律，肢体导联低电压，非特异性心室内阻滞，顺时针转位，ST-T改变。

室率为85次/分，QRS波增宽，时限160ms。6个肢体导联QRS波综合电压均<0.5mV，aVR导联呈qr型（q/r<1），V5导联QRS波呈RS型（Rv5 1.1mV、Sv5 1.4mV、R v5/Sv5<1），V2~V3、aVR导联ST段抬高0.15~0.20mV，aVF、V5~V6导联ST段压低0.05~0.10mV，V2~V4导联T波高尖、V5~V6导联T波负正双向，QT间期390ms。患者入院时心电图为窦性心律，心率为91次/分，QRS波时限

100ms，肢体导联QRS波低电压（图21.1），本图记录于入院22天，肢体导联QRS波综合电压较入院心电图更低（18mV<23mV）。原发性T波高尖常见于心肌梗死、高钾血症、早期复极综合征：心肌梗死常伴有ST段的弓背向上抬高；高钾血症时的T波基底窄，尖耸直立，形态随血钾浓度动态改变，可出现P波、QRS波时限延长QT间期；此图胸导联T波双肢对称高尖、基底部狭窄，酷似高血钾心电图改变。急查血钾为4.29mmol/L，血钾在正常值范围。

化验室检查

降钙素原为20.70ng/mL（↑），凝血酶原时间为19.1s（↑），国际标准化比数为1.58（↑），凝血酶原活动度为51.00%（↓），部分凝血活酶时间为77.4s（↑），D-二聚体为2.93mg/mL（↑），纤维蛋白（原）降解产物为8.13mg/mL（↑）。

治疗经过

患者入院后出现反复高热及水样腹泻，体温最高达39.5℃，水样腹泻每天6~8次，伴食欲减退、乏力明显，给予万古霉素+亚胺培南+西司他丁联合抗感染，辅以提升白细胞、醋酸泼尼松、营养支持治疗，症状缓解，入院22天后患者突发意识不清，给予心电监护、多巴胺升压、呼吸兴奋剂刺激呼吸、胸外按压，患者抢救无效死亡。

讨论与总结

本例患者出现反复高热及腹泻，血液黏稠度及凝血酶原时间等指标升高。患者病情迅速恶化，未能进行肺CTA检查。本例患者心电图V2~V4导联T波高尖、V5~V6导联T波负正双向，T波双肢对称且基底部狭窄，酷似高血钾心电图改变，急查电解质，钾为4.29mmol/L、钠为128.0mmol/L、氯为93.1mmol/L、钙为1.90mmol/L、磷为1.32mmol/L，血钾、磷值正常，而血钠、氯、钙均轻度降低，说明此时T波改变并非高血钾所致。患者无心血管及胸痛病史，CT检查心脏未见明显异常，可排除冠状动脉病变及心脏结构性病变所致T波改变。患者红细胞计数为3.17×10^{12}/L（↓），血红蛋白为84g/L，贫血与心肌氧供需不匹配，可能导致心肌血供及氧供不足，尤其是心内膜下心肌组织缺血更显著，从而引起本图V2~V3、aVR导联ST段抬高，aVF、V5~V6导联ST段压低，T波高尖的改变。心肌组织缺血可使激动传导速度减慢，甚至诱发心律失常，本例心脏基础节律从入院时窦性心律转成房颤节律，QRS波增宽达160ms。患者在心电图检查50分钟后抢救无效死亡。

欧洲心脏病学会(ESC)建议监测LVEF作为癌症患者的主要预防策略,并推荐监测心脏生物标志物(肌钙蛋白I、NT-proBNP)[1-2]。有研究显示,非霍奇金淋巴瘤患者在接受蒽环类药物治疗后的心脏毒性发生率较低[3],此例患者入院时已是非霍奇金淋巴瘤(B细胞型)ⅣB期,作为肿瘤终末期治疗只进行了姑息性支持对症治疗。虽然没有放化疗对心脏的损害,但恶性肿瘤晚期全身器官包括造血功能均进行性衰竭,贫血、高凝状态、电解质紊乱等均可导致心律失常、心室内传导阻滞及心肌缺血的心脏不良改变。遗憾的是,因患者无心血管疾病及胸痛病史,相关检查如心脏超声、肺动脉CTA等未能完善。在肿瘤终末期,应当重视各种不利因素对心脏功能的影响,完善相关检查,从而及时调整治疗方案。心电图检查是检测心律失常和心肌缺血的关键。

(柳琼　耿旭红)

参考文献

[1] Zamorano, J.L., Lancellotti, P., Muñoz, D.R., et al. 2016 ESC Position Paper on cancer treatments and cardiovascular toxicity developed under the auspices of the ESC Committee for Practice Guidelines. The Task Force for cancer treatments and cardiovascular toxicity of the European Society of Cardiology (ESC)[J]. *Eur J Heart Fail*, 2016, 37: 2768-2801.

[2] Cardinale, D., Biasillo, G., Salvatici, M., et al. Using biomarkers to predict and prevent cardiotoxicity of cancer therapy[J]. *Expert Rev Mol Diagn*, 2017, 17: 245-256.

[3] Michael J. Buege, Esther Drill, Steven M. Horwitz, et al. Low incidence of cardiotoxicity in patients with non-Hodgkin lymphoma receiving EPOCH after prior anthracycline exposure[J]. *European Journal of Haematology*, 2023, 111: 96-102.

病例22

乳腺癌合并室性并行心律

病史介绍

患者女，51岁，因“自检发现左乳肿块1周”入院。患者于入院前1周自检发现左乳肿块，位于乳房外上象限，约鹌鹑蛋大小，自觉质地硬，边界欠清，动度欠佳，无局部疼痛，为明确诊治，患者遂来我院就诊。患者既往体健，无高血压、糖尿病、冠心病等病史。

入院体格检查

患者体温为36.8℃，脉搏为76次/分，呼吸为20次/分，血压为138/76mmHg；心律齐，心音正常，各瓣膜听诊区未闻及病理性杂音。双乳发育良好对称，左乳外侧可触及一大小约3.0cm×3.0cm的肿块，距乳头约2cm，质地硬，边界不清，活动度差，无局部压痛，局部皮肤无红肿、无破溃，基底与胸壁无粘连。双侧颈部、锁骨上、腋窝等未触及淋巴结肿大。

辅助检查

心电图

入院时12导联心电图见图22.1。化疗后心电图（图22.2）可见室性期前收缩、室性融合波。患者更换为TC方案化疗后复查心电图，室性并行心律消失。

心电图（图22.1）：P波在Ⅰ、Ⅱ、aVF导联直立，aVR导联倒置，频率为67次/分，基础心律为窦性心律，肢体导联QRS波综合电压<0.5mV。

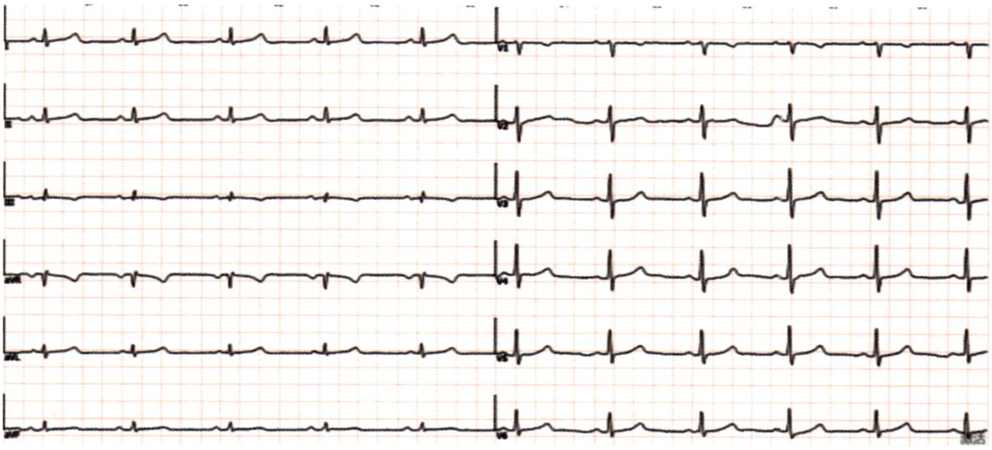

图22.1　窦性心律，肢体导联低电压。

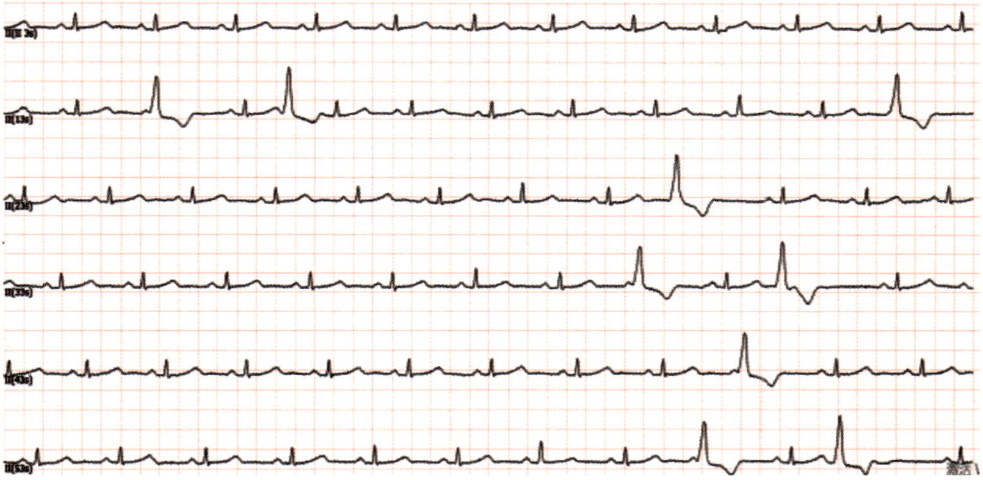

图22.2　窦性心律，室性并行心律。

心电图（图22.2）：窦性心律，心率为70次/分，频发室性异位搏动，可见室性融合波，室性搏动的联律间期不等，室性异位搏动的长RR间期是短RR间期的整数倍，动态心电图散点图呈“倒Y形”，提示室性并行心律。

实验室检查

心肌酶、电解质正常，cTnI阴性。甘油三酯、胆固醇、高密度脂蛋白、低密度脂蛋白均在正常范围内。

影像学检查

乳腺超声：左乳3点异常回声伴钙化，性质待定（纤维腺瘤形成倾向？乳腺癌待排？），建议做进一步检查。（BI-RADS分类4b类）双乳腺体增生待排。

心脏超声：心脏各腔室大小正常，二尖瓣、三尖瓣轻度反流，左心室舒张功能减退。

治疗经过

入院时完善相关检查，穿刺活检提示（左乳）浸润性癌；细胞学液基诊断结论：（左乳肿物针吸物液基制片）查见腺癌细胞。考虑有手术指征，在全身麻醉下进行前哨探查及活检术+保留胸肌式左乳癌扩大根治术，手术顺利。术后病理学检查提示：（左乳）浸润性导管癌Ⅱ级，部分区域呈导管原位癌，脉管内未见癌栓，基底干净，乳头未受累。患者乳腺癌的诊断明确，术后进行2周期FEC-T方案化疗（表柔比星+环磷酰胺+替加氟），化疗后心电图出现室性期前收缩、室性融合波（图22.2）。动态心电图显示室上性异位心搏24次，室性异位心搏4710次，孤立的4707次，室性二联律31阵次，可见室性融合波。考虑化疗药物致心肌损伤，经专家联合会诊后更换为TC方案（紫杉醇脂质体+环磷酰胺）化疗4周期。患者更换化疗方案后复查心电图，室性并行心律消失。

讨论与总结

近年来肿瘤发病率不断增高，肿瘤治疗过程中出现的心血管疾病已成为抗肿瘤治疗的新挑战。心脏毒性组患者肿瘤分期较晚，多为Ⅱ期以上，占全部病例的44.44%。病理分级多为Ⅱ级，占全部病例的52.78%[1]。随着抗肿瘤药物种类的迅速增多，以及作用靶点的日益丰富，其相关的毒性反应正变得越来越复杂。表柔比星心脏毒性反应主要分为三类：①急性心脏毒性反应，用药期间及停药时立即出现，表现为低血压、暂时性心律失常；②亚慢性心脏毒性反应，主要为大剂量对象，1~3天便可出现心包炎-心肌炎综合征；③慢性心脏毒性反应，数周或数月内可进展为扩张型心肌病[2]。

心肌细胞属于有限再生细胞，因此心脏毒性可表现为慢性和长期性，临床表现包括充血性心力衰竭、心肌缺血、心律失常和心包炎，可造成心脏毒性的细胞毒类药物包括蒽环类、博来霉素、环磷酰胺、顺铂、紫杉醇等，靶向药物主要有帕妥珠单抗、曲妥珠单抗、贝伐珠单抗等[3]。蒽环类药物引起急性心脏毒性发生率为1%、慢性心脏毒性发生率为1.6%~2.1%、迟发性心脏毒性发生率为1.6%~5.0%[4]。作用机制：抑制RNA/DNA的合成，引起心肌细胞凋亡、线粒体功能损伤细胞内钙超载，导致心肌缺血、扩张型心肌病，严重时可出现心力衰竭。另外，多种化疗药物可引起QT间期延长，引发恶性心律失常的发生。同时，在抗肿瘤治疗中可出现各种心律失常，包括心房颤动、期前收缩、窦性心动过缓、窦性心动过速、房室传导阻滞等。要注意区分并行心律与普通期前收缩的关系，两者既有本质区别，又常同时存在，普通室性期前收缩常见机制为折返，也有自律性增高及触发机制。而并行心律是心脏某部分组织发生舒张期自动除极化，达到阈电位，成为异位起搏点而有规律地发放激动，具有保护性传入阻滞[5]。

本例患者入院前无心脏病相关病史，心电图显示为基本正常心电图，在接受表柔比星+环磷酰胺治疗2周期后逐渐出现频发室性期前收缩，根据心电图特点提示室性并行心律，更换药物治疗后室性期前收缩逐渐消失，表明患者的室性期前收缩与化疗药物存在相关性。因此，在肿瘤治疗中，临床医生应定期监测心电图及心功能，及时调整治疗方案，在进行肿瘤治疗的同时，降低心脏毒性反应的发生。

（钟婷婷　罗玲）

参考文献

[1] 傅燕群. 表柔比星化疗心脏毒性发生情况和危险因子分析[D]. 福州：福建医科大学，2021.

[2] 杭广伟. 表柔比星的心脏毒性的护理[J]. 实用临床护理学电子杂志，2018，3(9)：149.

[3] 郝希山，魏于全. 常见的抗肿瘤药物相关毒性[J]. 肿瘤学，2010，8：262-264.

[4] 徐兰，夏爽，黎励文. 肿瘤心脏病学：交叉学科的机遇与挑战[J]. 中华心血管病杂志，2021，49(2)：198-204.

[5] 张晓明. 室性并行心律酷似室性早搏三联律一例[J]. 实用心电学杂志，2018，27(3)：224.

病例 23

肺癌患者化疗期间出现宽 QRS 波心电图

病史介绍

患者男，57岁，肺恶性肿瘤多发转移放化疗2年，今为求进一步检查治疗入院。2年前患者腰骶部疼痛3个月，咳嗽、咯血1月余。CT：右肺中叶内侧段软组织肿块影，考虑肿瘤性病变的可能，纵隔淋巴结肿大。腰椎磁共振：S1及S2右侧椎体及附件异常信号，可能为转移瘤。全身显像+脏器断层显像+CT平扫：骶骨右侧显像剂浓聚伴骨质破坏，考虑骨转移瘤的可能性大。CT引导下肺肿物针吸物液查见非小细胞低分化癌细胞，诊断为右肺鳞状细胞癌 cT2N2M1 Ⅳ期。随后进行TP方案（紫杉醇270mg，d1+奈达铂130mg，d1，Q21d）化疗4周期。5个月后超声：双肾囊肿。前列腺增大，内强回声：可疑钙化灶，结石待排。胸腹部CT：右肺中叶内侧段占位较之前增大，之前描述其内有空洞，此次未见。纵隔肿大淋巴结较之前增大。肝尾状叶结节较之前增大，考虑转移的可能。MRI：L5-S2椎体及附件骨质破坏并软组织肿块，考虑转移，并邻近椎管狭窄。疾病进展，开始进行L5-S2椎体及附件骨转移放疗。放疗计划：6MV-X/IMRTPTV，35Gy/14f，其间予以脱水、抗感染等对症处理，顺利完成放疗后出院。随后进行DP方案（多西他赛120mg，d1+奈达铂120mg，d1，Q21d）化疗4周期。化疗结束后10个月患者无明显诱因出现右下腹疼痛、不适，间断性疼痛加重。复查CT：右肺中叶内侧段占位，范围较之前稍有增大，结合临床随诊；双肺多个结节，较之前增大、数目增多，出现转移；纵隔及右侧肺门区肿大淋巴结，腔静脉后淋巴结较之前稍有增大；肝内结节及肿块，较之前肝右叶病变为新增，肝尾叶病变增大，新增下腔静脉内栓子，门脉左支及右支内充盈缺损改变，栓子形成，范围较之前增大。疾病进展，予以保肝治疗后开始口服长春瑞滨软胶囊（80mg，d1，d8，d15，Q21d）化疗，无明显不良反应。1周后进行经动脉栓塞术（TAE）+经皮肝穿刺活检术，病理活检：（肝内肿瘤组织）神经内分泌肿瘤伴大片坏死，结合病史倾向于肺来源。予以伊班膦酸钠治疗骨转移、保肝等处理。2周后超声引导下进行右肺肿物粗针穿刺活检术，病理活检(K21-07842)：(右肺肿物)低分化癌伴坏死。免疫组化结果：CK(+)、CK7(-)、TTF-1(-)、Syn(++)、CgA(++)、CD56(+)、P63(-)、P40(-)、CK5/6(-)、Ki-67(+70%)。诊断为右肺神经内分泌癌cT2N2M1c ⅣB期(骨、肝、双肺)。1周后开始进行EP方案(依托泊苷150mg，d1~3+顺铂30mg，d1，40mg，d2~3，Q3w)化疗，2天后凌晨患者出现发热，暂停化疗，予以补液、保肝等处理后患者出院。患者既往体健，无冠心病、高血压、糖尿病病史。

入院体格检查

患者体温为36.6℃，脉搏为86次/分，呼吸为19次/分，血压为108/81mmHg；心律齐，心音正常，各瓣膜听诊区未闻及杂音。肝下缘距右侧锁骨中线下缘5横指，骶柱有叩击痛。

入院检查

心电图

入院时心电图见图23.1，入院第2天抢救时心电图见图23.2(血钾为7.90mmol/L)，入院第3天心电图见图23.3。

解析(图23.1)：窦性P波匀齐出现，心率为96次/分，PtfV1(+)，V5、V6导联QRS波呈QS型，Ⅱ、Ⅲ、aVF、V2~V6导联ST段压低0.05~0.15mV，伴T波负正双向。

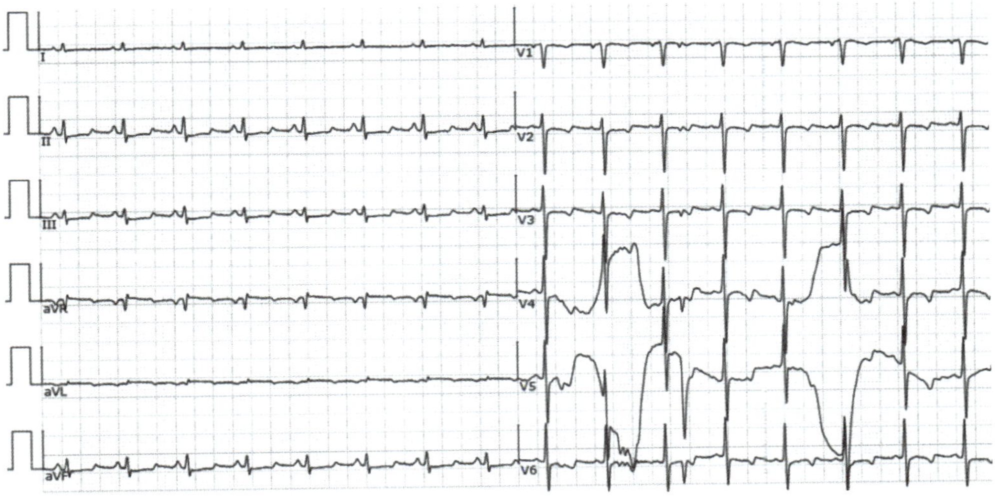

图23.1 诊断：窦性心律，P波改变，顺时针转位，ST-T改变。

解析（图23.2）：各导联未见明显P波，QRS波宽达240ms，频率为124次/分，下壁导联呈RS型，V1、V2呈R型，V2~V6导联呈rS型，ST-T方向与QRS主波方向相反。此时血钾为7.90mmol/L，考虑为窦性心动过速、窦室传导。

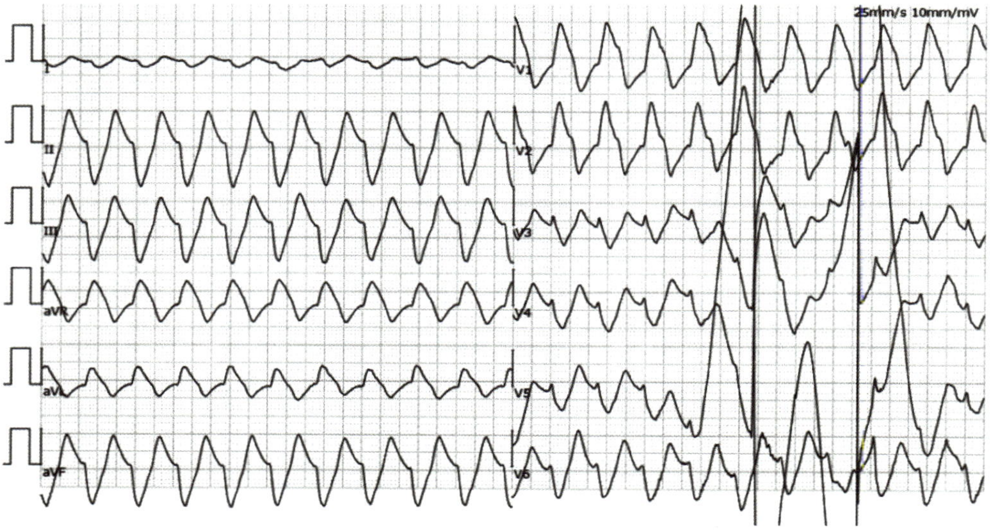

图23.2 窦性心动过速、心室内阻滞、窦室传导、ST-T改变。

解析（图23.3）：各导联未见P波及QRS-T波群，类正弦曲线的波形频率约87次/分，考虑为心室缓慢的扑动波。

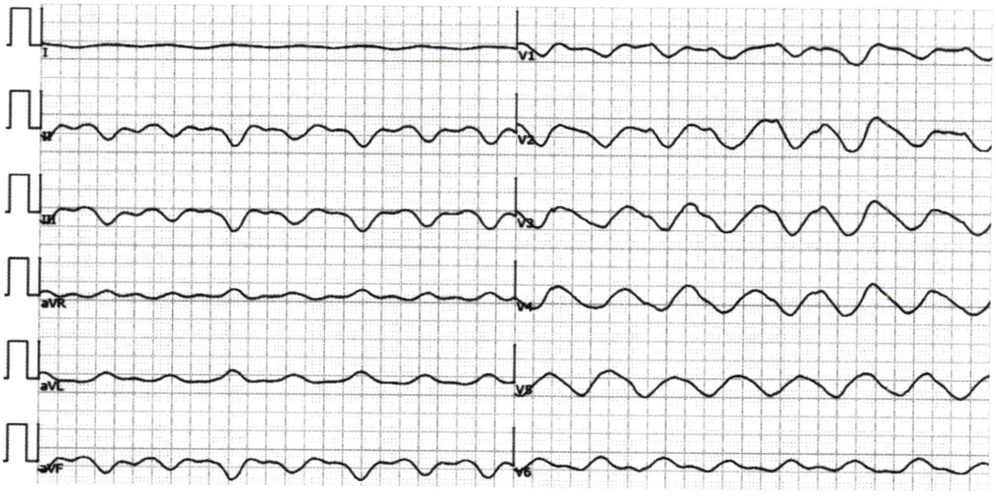

图23.3 心室扑动。

化验室检查

谷草转氨酶为2401U/L(↑),γ谷氨酰转肽酶为550.5U/L(↑),肌酸激酶为4025.2U/L(↑),超敏肌钙蛋白I为0.21μg/L(↑),谷丙转氨酶为227U/L(↑),钾为6.84mmol/L(↑),乳酸脱氢酶为4399U/L(↑),CK同工酶(发光法质量)>300μg/L。

肝穿刺病理活检:(肝内肿瘤组织)神经内分泌肿瘤伴大片坏死,结合病史倾向于肺来源。右肺病理活检(K21-07842):(右肺肿物)低分化癌伴坏死。免疫组化结果:CK(+)、CK7(-)、TTF-1(-)、Syn(++)、CgA(++)、CD56(+)、P63(-)、P40(-)、CK5/6(-)、Ki-67(+70%)。

影像学检查

CT:①右肺中叶内侧段占位,范围较之前稍有增大;②双肺多个结节,较之前增大、数目增多;③纵隔及右侧肺门区肿大淋巴结,腔静脉后淋巴结较之前稍有增大;④肝内结节及肿块,较之前肝右叶病变为新增,肝尾叶病变增大,新增下腔静脉内栓子,门脉左支及右支内充盈缺损改变,栓子形成,范围较之前增大。

心脏超声:各腔室大小正常,三尖瓣轻度反流,左心室舒张功能减退。

治疗经过

入院后完善相关辅助检查:血钾为6.00mmol/L(↑);予以葡萄糖酸钙静脉推注以促进钾内流、补液水化利尿促进钾排出,予以碳酸氢钠碱化尿液等处理。入院后第2天晨07:45护士巡房时发现患者呼之不应,予以抢救。急查肝肾功能、电解质、心肌酶谱等,血钾为7.90mmol/L,床旁心电图显示为窦性心动过速、室内阻滞、窦室传导、ST-T改变(图23.2)。入院后第3天患者自主呼吸停止,急诊床旁心电图显示心室扑动(图23.3),2分钟后患者自主呼吸、心跳停止,心电监护显示等电位线,大动脉搏动消失,双侧瞳孔散大固定,光反射消失,血压为0/0mmHg,宣布临床死亡。

讨论与总结

心脏的电活动取决于跨膜离子梯度电压依赖的电导变化。电解质紊乱是产生心律失常的常见原因。电解质变化可影响离子在特定离子通道的传导,产生抗心律失常或致心律失常作用。高钾血症是一种常见的潜在威胁生命的严重电解质紊乱。钾的致命毒性与心脏效应有关，高钾血症会降低心肌传导速度，加速复极并在体表心电图上产生一系列相应变化。当血清钾的浓度升高时，钾自细胞内外流增强；当血钾明显升高时，也影响钠离子内流，心肌的反应性反而降低。因此，随着血清钾浓度的升高，心肌的兴奋性逐渐降低，直至丧失。其心电图可表现为：①T波高尖，其升支与降支对称，基底部狭窄，呈现所谓的"帐篷"状T波，为高钾血症特征性心电图改变；②P与QRS波群振幅降低，时间增宽，S波增深，随着血钾浓度的升高，心房肌对血钾的敏感性不同，参与心房除极的部分心肌细胞受钾离子影响较敏感，去极化能力降低，P波振幅降低，甚至消失，而心房肌的优势传导通路对钾离子敏感性相对较低，窦房结激动仍能下传至交界区，心电图上QRS波时限随血清钾浓度升高而逐渐增宽，振幅逐渐降低，发生室内阻滞的宽QRS波为窦性激动前传，称为窦室传导；③ST段下降；④心律失常，如窦性心率减慢，出现窦性心动过缓或失常、心房颤动伴缓慢的心室率、交界性逸搏心律、房室传导阻滞、心室内传导阻滞，甚至可蜕变为室性心动过速或心室颤动等。高钾血症的临床表现不具特征性，往往不易引起注意，而心电图的变化有助于高钾血症的诊断与治疗。

高钾血症的常见原因包括肾功能不全、尿闭或尿量明显减少时、糖尿病酮症酸中毒、血型不合溶血、挤压综合征、机体缺氧状态、肿瘤溶解综合征等。在抗肿瘤治疗中许多化疗药物都具有肾毒性，例如本例患者接受过的紫杉醇、奈达铂及顺铂均对肾功能有影响，从而增加电解质紊乱的发生风险。肿瘤患者发生高钾血症时，一方面延误抗肿瘤治疗，另一方面可能危及患者生命。因此，临床上要高度重视电解质紊乱，对于肿瘤患者伴发高钾血症应予以高度重视，要权衡利弊，妥善和及时处理。

本例患者在前面多次住院中监测心电图均基本正常，最后一次入院时心电图提示窦性心律，P波改变，顺时针转位，ST-T改变。血钾为6.00mmol/L。随着血钾的持续升高，心电图从窦室传导发展到心室扑动，随后患者临床死亡。结合病史，患者发生电解质紊乱可能为化疗药物及其他因素的共同作用，也可能为肿瘤的转移进展，肺癌晚期及肿瘤溶解综合征所致。

（张懿　罗玲）

参考文献

[1] 王阿倩，苏红玲，蒋凯煜，等.电解质紊乱与心律失常[J]实用心电学杂志，2019，28(2)：120-126.

[2] 应鹏翔，朱金秀，谭学瑞.高钾血症的心电图表现以及研究进展[J].实用心电学杂志，2019，28(1)：61-64.

[3] Borys Surawicz，Timothy K. Knilans.周氏实用心电图学[M].6版.郭继鸿，洪江译.北京：北京大学医学出版社，2014：547-553.

[4] 卢喜烈.301临床心电图学[M].2版.北京：科学技术文献出版社，2010：391-395.

病例 24

乳腺癌患者化疗期间出现心房颤动

病史介绍

患者女，75岁，因“右乳腺癌术后1月余，发热1天”入院。2个月前患者无意间扪及右乳有一包块，院外超声显示右乳低回声影（BI-RADS 4b类），右乳肿块粗针穿刺活检系浸润性癌。1个月前在全身麻醉下进行右乳腺癌保留胸肌式扩大根治术+前哨淋巴结探查及活检术（保腋窝）。后进行紫杉醇脂质体化疗，化疗过程顺利。患者既往有高血压病史，否认糖尿病、冠心病等病史。1周前患者逐渐出现咳嗽，一直未予治疗，一天前开始出现发热，最高体温为40℃，干咳、干呕较之前加重，今为求进一步诊治，遂来我院就诊。

入院体格检查

患者体温为37℃，脉搏为86次/分，呼吸为18次/分，血压为137/76mmHg；心律齐，心音正常，各瓣膜听诊区未闻及杂音。双肺呼吸音欠清，闻及干湿啰音。右乳缺如，右胸壁见长约10cm手术切口，愈合尚可。

入院检查

心电图

入院时心电图见图24.1，化疗15天后心电图见图24.2。

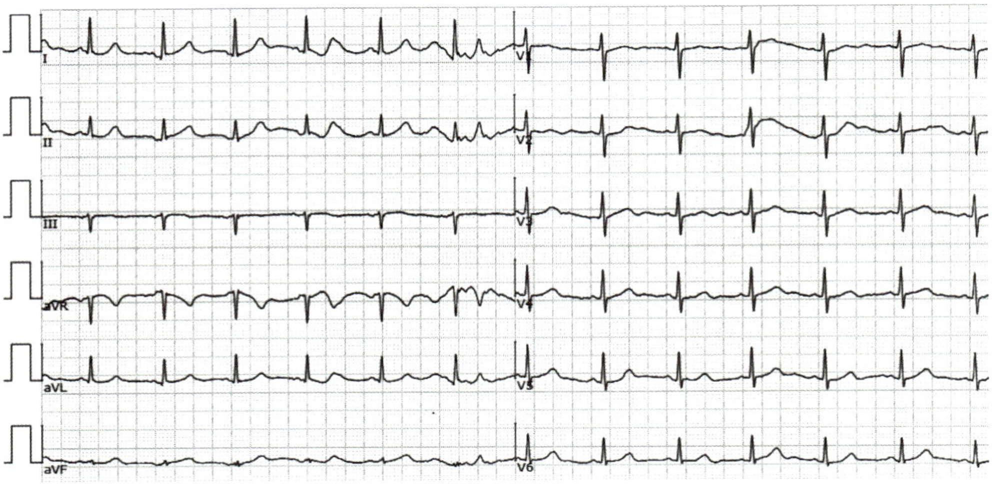

图24.1　窦性心律，正常心电图。

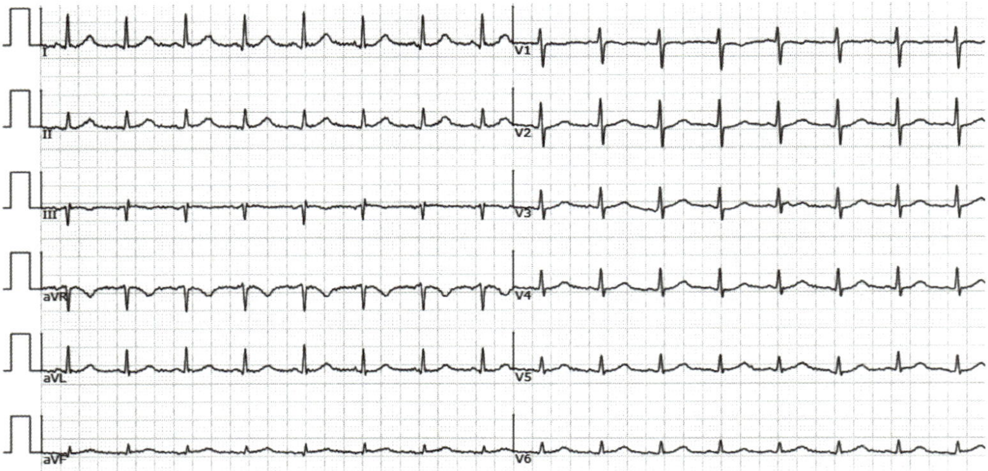

图24.2　窦性心律，左胸导联低电压。

心电图（图24.2）：窦性心律，PR间正常，电轴不偏，胸前导联V3~V6导联QRS波综合电压<1.0mV。

心电图（图24.3）：窦性P波消失，代之以大小、形态、振幅均不等的f波，RR间期不等，平均心室率为148次/分，为心房颤动伴快速心室率，V4~V6导联QRS波综合电压<1.0mV。

心电图（图24.4）：窦性P波消失，代之以大小、形态、振幅均不等的f波，RR间期不等，平均心室率129次/分，为快速心室率型。V1导联第7个QRS波呈右束支传导阻滞图形，其前周期较长，符合长-短周期现象，为心室内差异性传导。V4~V6导联QRS波综合电压<1.0mV。V2~V6导联ST段压低为0.05~0.10mV；V3~V6导联T波低平。

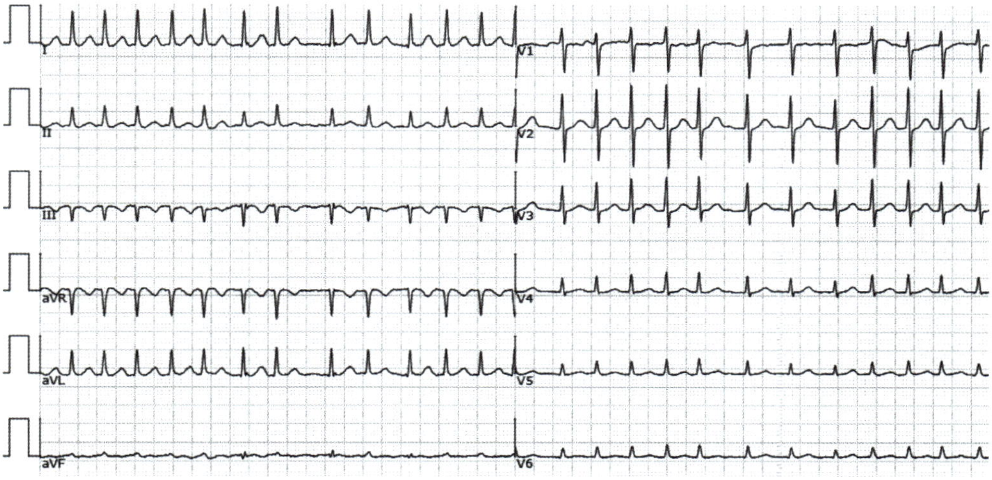

图24.3 心房颤动伴快速心室率，左胸导联低电压。

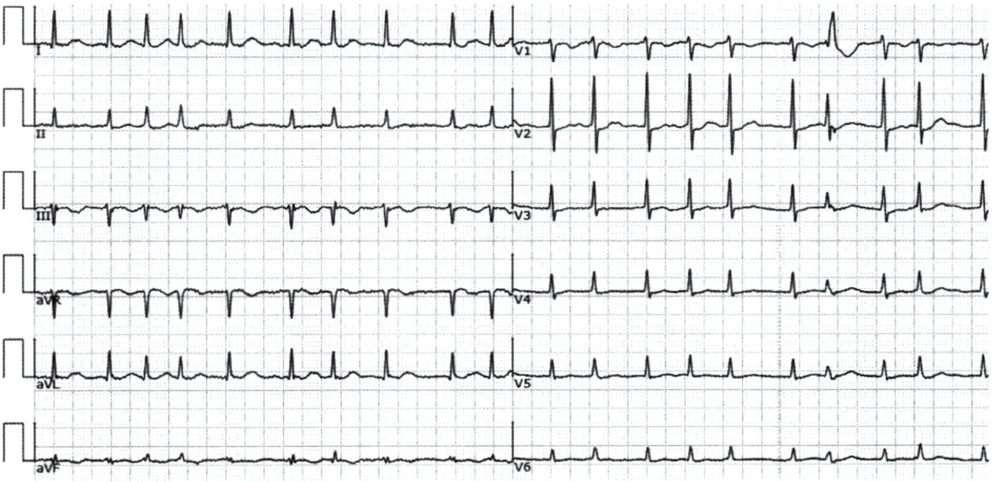

图24.4 心房颤动伴心室内差异性传导，左胸导联低电压，ST-T改变。

心电图（图24.5）：窦性P波均齐出现，频率为73次/分。V5~V6导联QRS波综合电压<1.0mV。胸前导联V3~V6导联T波低平。

实验室检查

血钾为2.80mmol/L（↓），白细胞计数为45.11×10^9/L（↑），C反应蛋白为198.33mg/L（↑），肌酸激酶为33U/L（↓），超敏肌钙蛋白I<0.01μg/L（↓）。

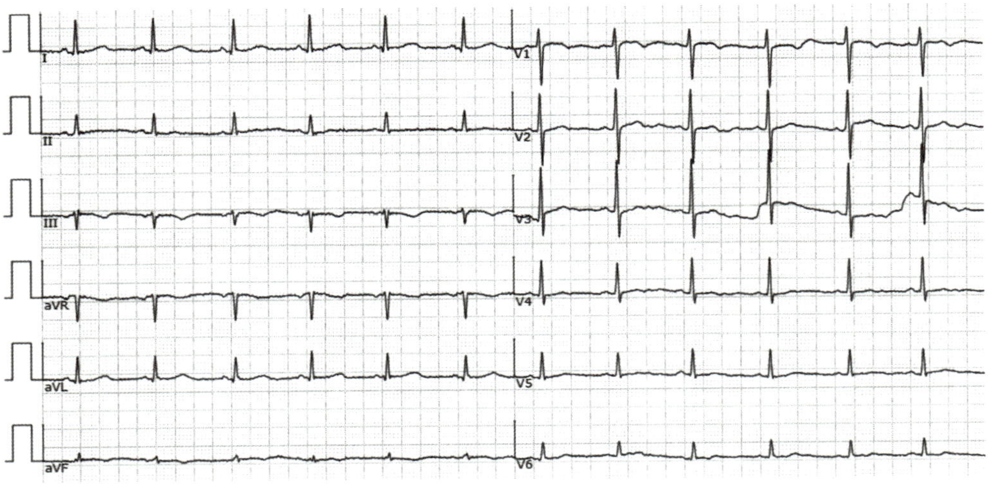

图 24.5　窦性心律，左胸导联低电压，T 波改变。

影像学检查

心脏超声：心脏各腔室大小正常，三尖瓣轻度反流，左心室舒张功能减退。

冠状动脉 CT 三维成像检查：①左前降支（LAD）近段管壁钙化、非钙化斑块，管腔中重度狭窄；②右冠状动脉（RCA）近段管壁钙化斑块，管腔轻微狭窄。

超声：双下肢动脉及深静脉检查提示双下肢动脉管壁毛糙，管腔内血流信号充盈尚可。

双下肢深静脉内均可见自发性血流信号，充盈尚可。补充诊断：冠状动脉粥样硬化性心脏病。

治疗经过

患者化疗及升白细胞治疗后半个月突发高热，炎性指标显著升高，结合 CT 考虑肺部感染的可能性大。实验室检查：血钾为 2.80mmol/L（↓），体温在 36~39.6℃之间波动。予以抗感染、降温、吸氧、纠正电解质平衡紊乱等积极对症治疗后明显好转。化疗后 19 天患者出现心悸。实验室检查：血钾为 3.89mmol/L。心电图（图 24.3）：心房颤动伴快速心室率。请心内科会诊，予以胺碘酮 150mg+5% 葡萄糖注射液 20mL 缓慢静脉推注；口服美托洛尔控制心率。4 天后复查心电图（图 24.4）：心房颤动伴快速心室率，ST-T 改变，室内差异性传导。后转诊内科进一步治疗。5 天后心电图（图 24.5）：窦性心律，T 波改变。予以抗凝、营养心肌、抗血小板、调脂稳定斑块、抗感染、抗心律失常等相关治疗。4 天后血钾为 2.98mmol/L（↓）。患者当前经抗感染治疗后血象恢复正常，仍低钾，继续补钾，之后病情稳定，办理出院，进行门诊随访。

讨论与总结

乳腺癌是威胁我国女性健康和生命的主要疾病之一。乳腺癌患者如果能早期发现,可经外科切除治疗达到良好的疗效,而约81.4%的浸润性乳腺癌患者需要接受辅助化疗。抗肿瘤治疗的化疗药物具有心脏毒性等不良反应,本例患者化疗使用的紫杉醇脂质体是由磷脂、胆固醇合成的类似生物膜磷脂双分子结构的脂质体包载紫杉醇,其不良反应包括心血管毒性、肝毒性、过敏反应、神经毒性、胃肠反应等。心房颤动是化疗常见的心律失常之一,常发生于有器质性心脏病患者,也见于未发生心脏病的正常人。引发心房颤动的重要危险因素有高龄、男性、高血压、冠心病、慢性心力衰竭、脑卒中等;而在心房颤动的诱发和持续中起重要作用的是心房肌不应期缩短,交感神经和迷走神经的刺激能缩短心房肌的不应期。心房颤动心电图特征表现:P波消失,代之以形态、间距不等,波幅大小不一致的f波,下传的RR间期极度不规则;因而认为心房颤动是心房肌除极不同步的碎裂激动。心房颤动可以是急性、慢性、阵发性或持续性的。阵发性心房颤动的特点是发作突然,持续几秒、几分钟或几天,可自行终止,但容易复发。复发因素包括年龄增长、左心房增大、左心室功能受损和心力衰竭。心房颤动失去了房室同步,对心输出量影响较大,会给患者带来不适,常表现为心慌、乏力,也可使有器质性心脏病患者的心功能恶化而出现心力衰竭等,从而影响患者的生活质量。

本例患者75岁,年龄较大,有高血压病史,其后检查到有冠心病。冠心病、高血压都是导致心房颤动的重要危险因素。患者化疗前心电图正常,未发生过心悸,既往史否认冠心病史;也可能是患者本就有冠心病,只是无明显症状。患者在手术并紫杉醇脂质体化疗后出现心房颤动,可能是化疗药物的心脏毒性、神经毒性等不良反应诱发了心房颤动,也可能是化疗后出现的炎症反应及电解质紊乱等诱发了心房颤动。在肿瘤治疗过程中发生心房颤动会影响肿瘤患者的预后和治疗效果,故在化疗过程中应密切观察,减少诱因,对心房颤动患者积极应对,预防其他并发症的发生。

(张懿　罗玲)

参考文献

[1] 王丽颖,王新康.乳腺癌患者化疗前后心电图差异性分析[J].实用心电学杂志,2018,27(1):43-45.

[2] 刘彤，夏云龙．抗肿瘤治疗与心房颤动[J].实用心电学杂志，2019，28（6）：397-401.

[3] 陈新．黄宛临床心电图学[M].6版．北京：人民卫生出版社，2010：299-303.

[4] Borys Surawicz，Timothy K. Knilans.周氏实用心电图学[M].6版．郭继鸿，洪江译．北京：北京大学医学出版社，2014：377-379.

病例 25

肺腺癌合并心电图ST段抬高

病史介绍

患者男，75岁，因"反复咳嗽10余天，诊断继发淋巴结肿瘤3天"入院。既往有高血压病史。入院前10天，患者无明显诱因出现咳嗽、咳痰，无胸痛、胸闷、气促等心前区不适。外院胸部CT：右肺上叶前段纵隔旁结节，考虑肿瘤性病变的可能；纵隔多发肿大淋巴结，不除外转移的可能。颈部CT：颈部右侧结节，肿大淋巴结。右颈部淋巴结穿刺活检病理诊断：查见癌组织，结合形态及免疫表型，倾向腺癌伴神经内分泌分化。

入院初步诊断：①颈部淋巴结继发恶性肿瘤（肺来源？其他？）；②原发性高血压，3级极高危。

入院体格检查

患者体温为36.3℃，脉搏为73次/分，呼吸为20次/分，血压为115/74mmHg；心律齐，心音正常，各瓣膜听诊区未闻及杂音。右侧颈部可扪及肿大淋巴结，大小约1.5cm×1.5cm，活动度差。胸廓对称，胸骨无压痛，双肺呼吸运动正常；双肺触诊语颤无异常，无胸膜摩擦音，双肺叩诊清音，右上肺呼吸音偏低，未闻及明显干湿啰音。

辅助检查

心电图检查

入院时心电图未见明显异常（图25.1），冠状动脉造影前心电图见图25.2，复查心电图见图25.3。

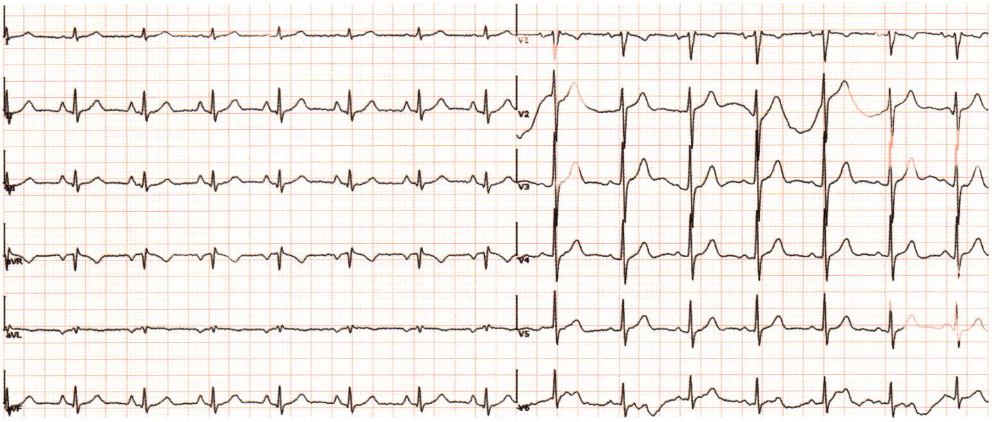

图 25.1　窦性心律，P 波改变。

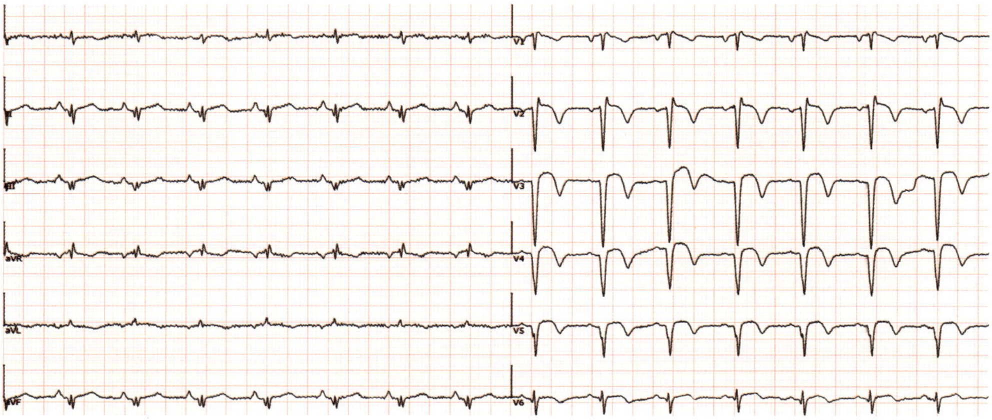

图 25.2　窦性心律，下壁、广泛前壁异常 Q 波，肢体导联低电压，顺时针转位，ST-T 改变。

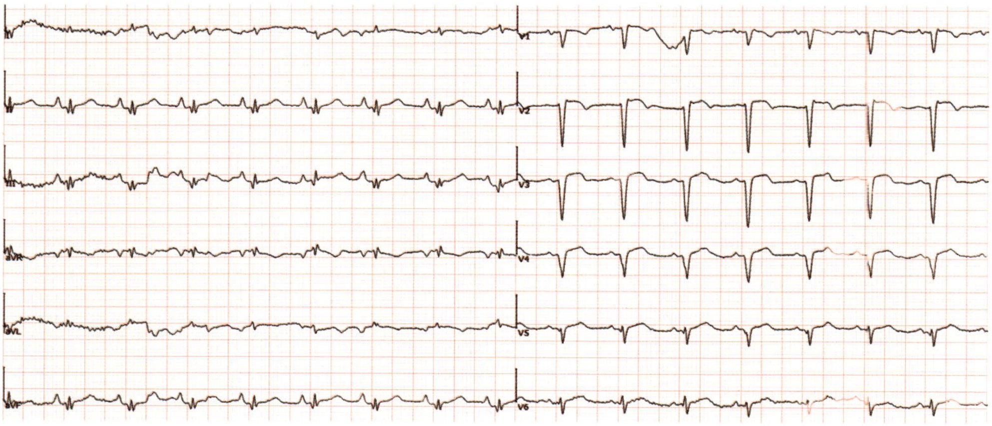

图 25.3　窦性心律，下壁、广泛前壁异常 Q 波，肢体导联低电压，顺时针转位，ST-T 改变。

解析（图25.1）：此图P波在Ⅱ、Ⅲ、aVF导联直立，振幅为0.15~0.30mV。

心电图（图25.2）：窦性心律，心律齐，心率为93次/分，电轴左偏（-30°），P波在Ⅱ、Ⅲ、aVF导联直立，振幅>1/2QRS波振幅，ptfV1负值增大，Ⅱ、Ⅲ、aVF呈qrs型，肢体导联QRS波综合电压<0.5mV。V1~V2导联r波极小，V3~V5呈QS型。ST段：Ⅱ、Ⅲ、aVF、V2~V6上抬0.05~0.25mV；T波：V1~V5双肢对称倒置。

解析（图25.3）：窦性心律，心律齐，P波改变，心率为100次/分，Ⅱ、Ⅲ、aVF、V4~V6导联异常Q波，V1~V3导联r波极小，R波递增不良。ST段：Ⅱ、Ⅲ、aVF、V2~V6上抬0.05~0.10mV，较之前有所回落；T波：V1~V2双向，V3~V6直立，肢体导联低电压。

实验室检查

D-二聚体为0.69mg/L（↑）；血脂：甘油三酯为3.44mmol/L（↑），胆固醇为4.55mmol/L。心肌酶谱正常，超敏肌钙蛋白I为0.01μg/L，超敏肌钙蛋白T为11.39ng/L，缺血修饰性白蛋白为64.1U/L。

影像学检查

浅表淋巴结超声：右颈下右锁骨上、下淋巴结肿大。性质待定：淋巴转移。

心脏超声：心脏各腔室大小正常。肺动脉瓣轻度反流，左心室舒张功能减退。

血管超声：双锁骨下动脉及双上肢动脉管壁毛糙伴右锁骨下动脉粥样硬斑形成。双下肢动脉管壁毛糙伴粥样软斑及硬斑形成。

胸部增强CT：右肺上叶前段胸膜下结节，考虑肿瘤性病变，肺癌的可能。右侧锁骨上窝、纵隔、双肺门多发淋巴结，部分肿大，部分不除外转移的可能。

治疗经过

入院后疑难病理会诊：纤维组织内见浸润性异形细胞，免疫组化提示符合低分化腺癌伴神经内分泌分化。综合各项检查，诊断为右肺腺癌T4N3M1（双肺、颈部淋巴结）Ⅳ期。进行1周期的“贝伐珠单抗+培美曲塞二钠+奈达铂”化疗。11天后患者突然出现胸闷，查D-二聚体为1.43mg/L（↑），超敏肌钙蛋白I为0.02μg/L，超敏肌钙蛋白T为16.03ng/L（↑），缺血修饰性白蛋白为90.50U/mL（↑）。复查心脏超声：心脏各腔室大小正常，室间隔动度减弱，左心功能减退。心电图提示窦性心律，下壁、广泛前壁异常Q波，肢体导联低电压，顺时针转位，ST-T改变（图

25.2)。经会诊后考虑急性ST段抬高型心肌梗死,予以抗血小板、降脂稳定斑块、抗凝、扩张冠状动脉、降压、营养心肌等治疗。进行"经皮冠状动脉造影术+前降支球囊扩张术+支架植入术"。冠状动脉造影结果:前降支中远段见弥漫性重度狭窄病变,最狭窄处为90%~95%。回旋支远段狭窄为40%~50%。支架植入术后予以抗血小板、降脂、营养心肌、降压等治疗,其后患者自觉胸闷症状有所缓解,但仍存在,疼痛无明显诱因发作,常在夜间发作,持续数小时,可自行缓解。患者40天后进行第二周期"贝伐珠单抗+培美曲塞二钠+奈达铂"化疗。3天后患者主诉受凉后出现咳嗽、咳痰,伴气喘乏力、恶心、呕吐。给予减轻心脏负荷、营养心肌、改善循环等治疗后患者症状好转,复查心电图(图25.3)。患者主诉胸痛、胸闷、咳嗽、喘息较之前明显好转,但精神差,体力较之前有所下降,复查D-二聚体为0.99mg/L(↑),超敏肌钙蛋白I为0.01μg/L,超敏肌钙蛋白T为10.92ng/L,缺血修饰性白蛋白86.6U/mL(↑)。

讨论与总结

化疗药物的心脏毒性主要包括充血性心力衰竭、心肌缺血、冠状动脉病变、高血压、瓣膜病、心律失常和心包炎。其中心肌缺血的病例中,多以ST段压低、T波低平为主。化疗药物致心脏毒性的主要机制包括:药物对心肌细胞形态学的损害,引起心肌细胞凋亡、线粒体功能损伤、心脏血管、传导功能和心包的损伤[1]。

贝伐珠单抗是一个重组的人源化IgG1单克隆抗体,作为晚期非小细胞肺癌的一线治疗,主要不良反应为胃肠道穿孔、出血、高血压、充血性心力衰竭等。培美曲塞是一种人工合成的多靶点抗代谢药物,作为胸膜内皮瘤的一线治疗和晚期非小细胞肺癌的二线治疗,主要不良反应为严重的骨髓抑制和胃肠道毒性。奈达铂主要引起骨髓抑制、恶心、呕吐[2]。

癌症患者本身为高凝机体,易并发血栓形成,其发病机制较复杂。多种因素通过不同途径加重了患者的血栓易患倾向,包括一般因素、肿瘤细胞特异性因素和抗癌治疗相关因素。一般因素主要与机体对肿瘤产生的急性期反应、炎症、坏死、异常蛋白的产生,以及血流动力学紊乱等有关[3]。本例患者入院时否认冠心病病史,无胸痛、胸闷表现,ECG未见明显异常,D-二聚体及甘油三酯升高,心肌酶谱、肌钙蛋白阴性,但患者为老年人,有高血压病史,全身血管超声提示动脉粥样斑块形成,有冠心病的高危因素。心肌梗死引起胸闷、恶心、呕吐与化疗后副作用容易混淆[4]。在接受1周期的"贝伐珠单抗+培美曲塞二钠 +奈达铂"化疗后出现胸闷。冠状动脉造影显示前降支重度狭窄,诊断为急性ST段抬高型心肌梗死。结合患者入院时多项检查,提示患者在抗肿瘤治疗前可能存在一定程度的冠状动脉病变,在使用抗肿瘤药物后加重心血管损伤,诱发急性心肌梗死。因此，治疗前的全身评估与化疗方案的选择显得尤为重要。如何更好地识别化疗药物的毒性反应，以降低其不良影响，是肿瘤治疗面临的新课题和挑战。同时，肿瘤治疗期间要重视心电图、心脏超声及肌钙蛋白的检查，密切监测心血管不良事件的发生是非常有必要的。

（钟婷婷　罗玲）

参考文献

[1] 郝希山，魏于全．肿瘤学[M]．北京：人民卫生出版社，2010：262-264.

[2] 孙燕，石远凯．临床肿瘤内科手册[M]．北京：人民卫生出版社，2007：912，914.

[3] 公维宏，王军业，孔凡华，等．肺癌GP方案化疗后急性心梗死亡1例报告[J]．中国肺癌杂志，2009，12（3）：259.

[4] 邱二妹，陈勤华，郭春明．化疗后癌栓脱落引起心肌梗塞的教训[J]．现代护理，2001，7（12）：71.

病例 26

晚期淋巴瘤患者化疗后出现心力衰竭伴完全性左束支阻滞

病史介绍

患者男，74岁，因“间断胸闷、憋气8月余，加重3天”入院。患者于入院8个月前出现胸闷、憋气，伴心悸，活动后加重，休息后可缓解。之后患者间断出现上述症状。入院前3天上述症状加重，遂入院做进一步治疗。既往22年前进行腋下恶性淋巴瘤切除术，病理显示为恶性淋巴瘤（中心细胞性），术后予以CHOP方案（环磷酰胺+长春新碱+吡柔比星+地塞米松+泼尼松）化疗6周期（吡柔比星累积剂量200mg/m^2）；8年前行腹股沟恶性淋巴瘤切除术，病理显示为滤泡性淋巴瘤，围手术期予以COP方案（环磷酰胺+长春新碱+泼尼松）化疗4周期；1年前淋巴瘤小肠处复发，行回肠恶性淋巴瘤切除术，病理显示为弥漫性大B细胞淋巴瘤，生发中心来源（B-DLCL，GCB），术后行RminiCHOP方案（利妥昔单抗+环磷酰胺+阿霉素脂质体+长春地辛+泼尼松）化疗5周期。

入院体格检查

患者体温为36.5℃，脉搏为82次/分，呼吸为18次/分，血压为124/71mmHg。神清语利，双腋下、双侧腹股沟、脐周可见手术瘢痕，全身浅表淋巴结未肿大，双肺呼吸音粗，可闻及散在湿啰音，心律齐，心率为82次/分，各瓣膜区未闻及杂音。腹平软，无压痛、反跳痛，双下肢轻度水肿。

辅助检查

既往ECG回顾

心电图(图26.1):窦性心律,心率为80次/分,大致正常心电图。

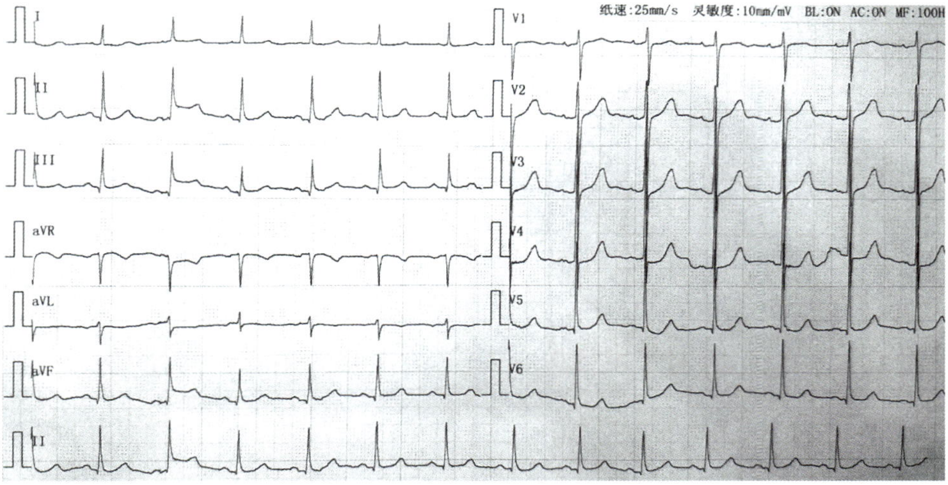

图26.1　入院6年前心电图。

入院前1年,RminiCHOP方案化疗前心电图解析(图26.2):窦性心律,心率为99次/分,QRS波时限约140ms,V1导联呈M型,Ⅰ、V6导联s波宽顿,符合完全性右束支传导阻滞。

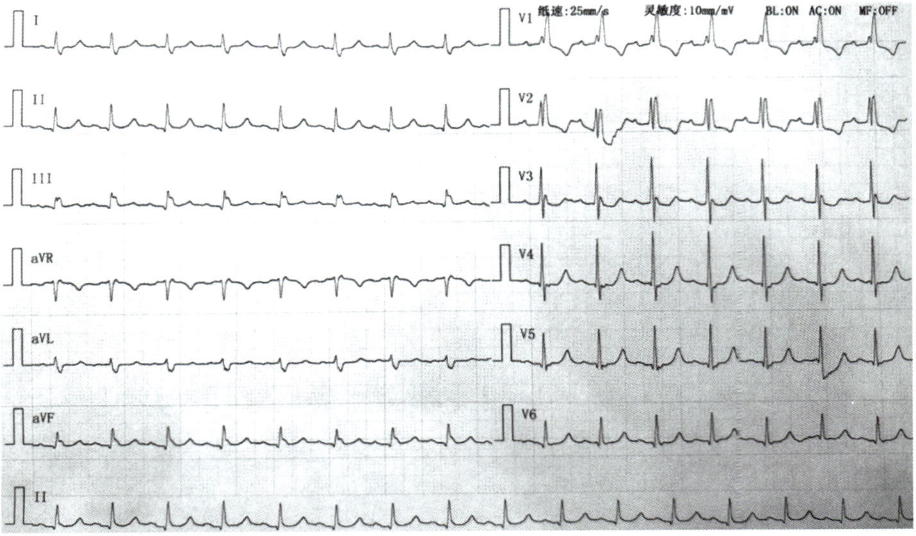

图26.2　入院前1年心电图。

入院时 ECG

入院时心电图解析(图 26.3):窦性心律,心率为 82 次/分,QRS 波时限约 160ms,V1 导联呈 rS 型,为完全性左束支传导阻滞。

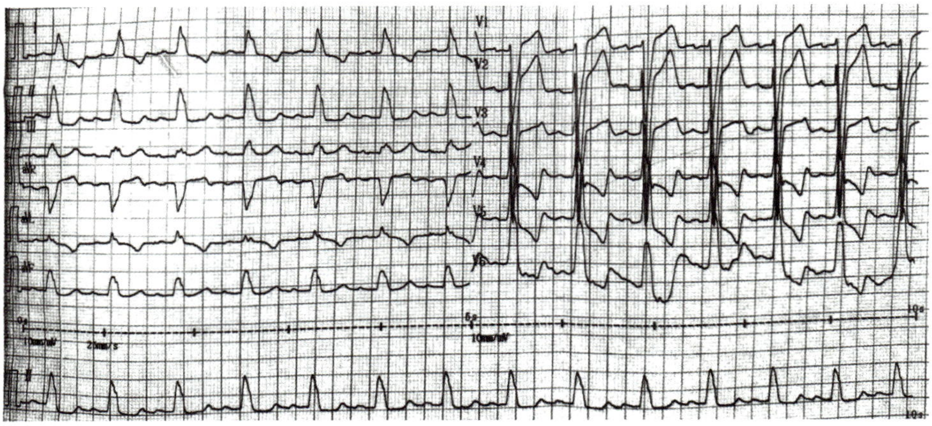

图 26.3　本次入院时心电图。

实验室检查

心脏标志物:NT-proBNP 为 1524ng/L,cTnI 为 0.002ng/mL。

心脏超声

LVEF 为 57%,左心房增大、左心室肥厚;主动脉瓣钙化伴轻度反流,二尖瓣环钙化;左心室舒张功能下降。

治疗经过

第一次住院期间,患者下床时突发意识丧失而晕倒,伴二便失禁,约 10 秒后意识恢复,查心电图同前,对症支持后好转,拒绝做进一步电生理检查,保守治疗后出院。

之后患者多次因“胸闷、憋气、头晕、黑矇、心动过缓”住院治疗,住院后复查 ECG 显示(图 26.4)窦性心律,阵发性二度房室传导阻滞,呈 2:1~3:2 传导,完全性左束支传导阻滞。

入院时心电图:窦性心律,心率为 82 次/分,完全性左束支传导阻滞,QRS 波时限约 160ms。

患者 2019-10-16 进行左束支起搏治疗,定期随访,不适未再发作(图 26.5)。

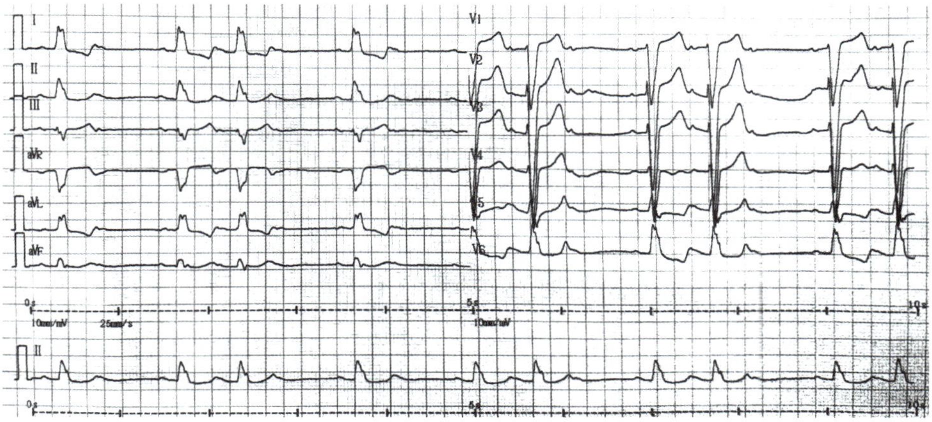

图 26.4　入院后复查心电图。

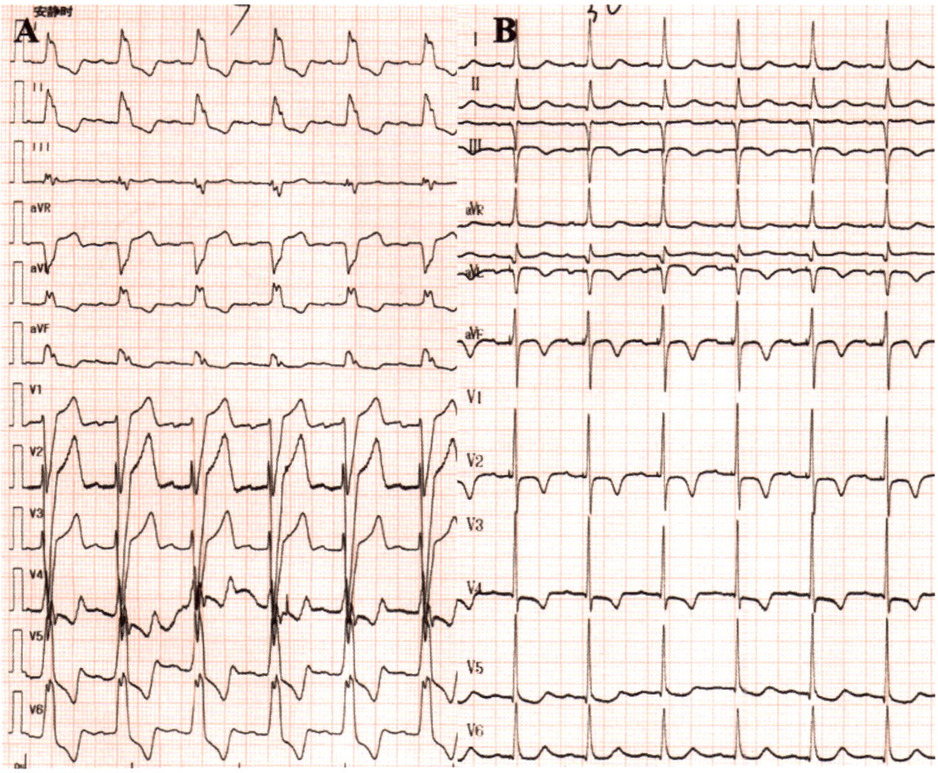

图 26.5　(A)左束支起搏前ECG提示窦性心律，心率为85次/分，一度房室传导阻滞，完全性左束支传导阻滞；(B)左束支起搏后ECG提示窦性心律，心室起搏，心室率为94次/分。

转归

术后患者恢复良好，予以规范抗心力衰竭治疗，定期随访，不适未再发作。

讨论与总结

通过本病例可发现，患者抗肿瘤治疗期间心电图出现了从大致正常、完全性右束支传导阻滞、完全性左束支传导阻滞到二度房室传导阻滞的明显动态变化，而且逐渐产生影响患者生活质量乃至生命的临床症状，如胸闷、憋气、头晕、黑矇、心力衰竭、晕厥等。

已有研究表明，蒽环类药物所致心脏毒性具有明显的剂量-效应关系，本例患者蒽环类药物吡柔比星累积剂量为200mg/m^2，远小于常用最大累积剂量(950mg/m^2)，可基本排除蒽环类药物迟发性心脏不良反应的可能[1]。自应用RminiCHOP方案后，患者NT-proBNP水平升高，结合入院时心脏超声，考虑存在射血分数保留型心力衰竭(HFpEF)。RminiCHOP方案所用蒽环类药物为心脏毒性较小的脂质体阿霉素，而既往有研究报道3例非霍奇金淋巴瘤患者接受利妥昔单抗治疗后，左心室射血分数出现不同程度的下降，其中2例未恢复正常，因此本例患者出现心力衰竭主要考虑为利妥昔单抗相关心脏毒性[2]。

本例患者存在HFpEF，有不明原因晕厥史，心电图提示阵发性二度房室传导阻滞、完全左束支传导阻滞、QRS间期约160ms。2021年欧洲心脏病学会(ESC)心脏起搏与再同步治疗指南建议此类患者可做进一步电生理检查，必要时考虑植入型循环记录仪以做出合理的诊疗选择[3]。本例患者最终接受了生理性左束支起搏治疗及规范抗心力衰竭治疗，且临床随访尚可；但目前对于肿瘤患者这一特殊人群的相关研究证据显然不足，需要肿瘤科及心脏科医生加强协作，密切关注接受潜在心脏毒性抗肿瘤治疗人群的心血管健康，以共同改善其远期预后。

(陈子良　崔峥嵘　刘彤)

参考文献

[1] 马军，秦叔逵，沈志祥. 蒽环类药物心脏毒性防治指南(2013年版)[J]. 临床肿瘤学杂志，2013，18(10)：925-934.

[2] Kanamori H, Tsutsumi Y, Mori A, et al. Delayed reduction in left ventricular function following treatment of non-Hodgkin's lymphoma with chemotherapy and rituximab, unrelated to acute infusion reaction[J]. *Cardiology*, 2006, 105(3): 184-187.

[3] Glikson M, Nielsen JC, Kronborg MB, et al. 2021 ESC Guidelines on cardiac pacing and cardiac resynchronization therapy[J]. *Eur Heart J*, 2021, 42(35): 3427-3520.

病例 27

胸腺恶性肿瘤合并急性非 ST 段抬高型心肌梗死

病史介绍

患者女，40 岁，因“间断憋气 8 月余，加重 2 天”入院。8 个月前患者自觉憋气，伴喘息，偶有心前区不适感，未予重视。入院前 2 天患者上述症状仍有再发，偶有胸痛，遂就诊于我院门诊。查心电图：ST-T 异常（I、aVL）。既往健康状况较差，3 年前于外院诊断为胸腺恶性肿瘤（鳞状细胞癌），后应用三期 TP 化疗方案，同年于天津某医院行“胸骨劈开前纵隔肿物切检术+左侧胸膜活检术”，后于天津某医院继续化疗。2 年前发现心包转移，并于同年加用吉西他滨及帕博利珠单抗抗肿瘤治疗并行放疗 15 次，此后患者免疫治疗至 5 个月前。

入院体格检查

患者体温为 36.4℃，脉搏为 73 次/分，呼吸为 20 次/分，血压为 106/61mmHg；心率为 73 次/分，心律齐，心音有力，各瓣膜听诊区未闻及杂音，胸前区正中线可见手术切口。

辅助检查

入院时 12 导联 ECG

见图 27.1。

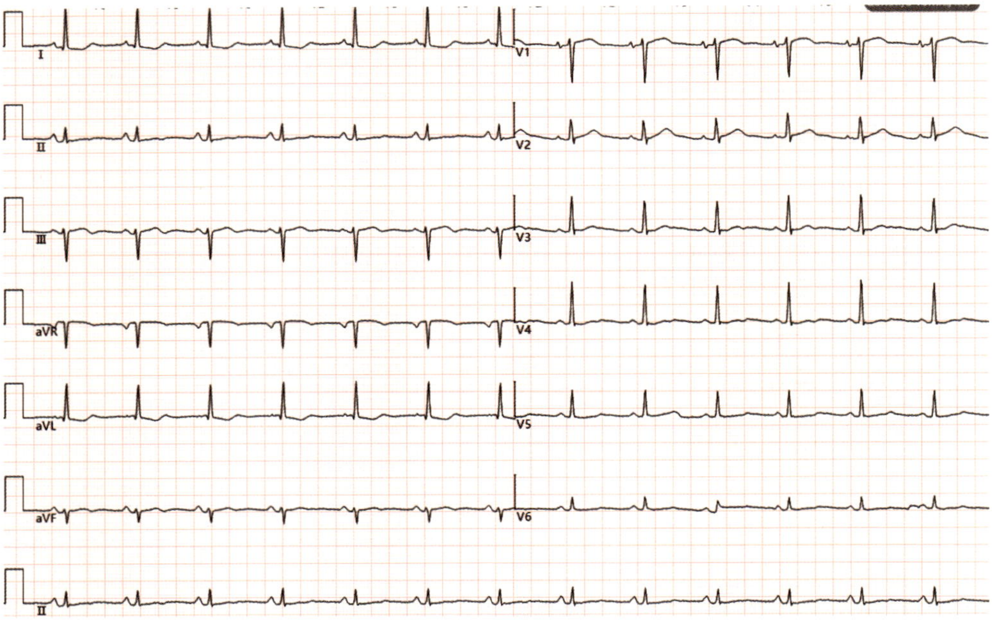

图 27.1　入院时心电图提示窦性心律，心律齐，心率为73次/分，ST-T改变（I、aVL，V4~V5）。

实验室检查

高敏肌钙蛋白I（hs-cTnI）为0.0592ng/mL。NT-proBNP为480.8ng/L。

治疗经过

患者入导管室进行冠状动脉造影术，术中见3支病变，右冠状动脉近段局限狭窄100%，回旋支近段狭窄60%，前降支中段局限狭窄100%，左主干末端狭窄50%，于前降支中段植入支架2枚。后予以抗血小板、改善循环治疗，好转后出院。

术后12导联ECG见图27.2。

转归

患者术后予以抗血小板、改善循环等治疗，好转后出院。

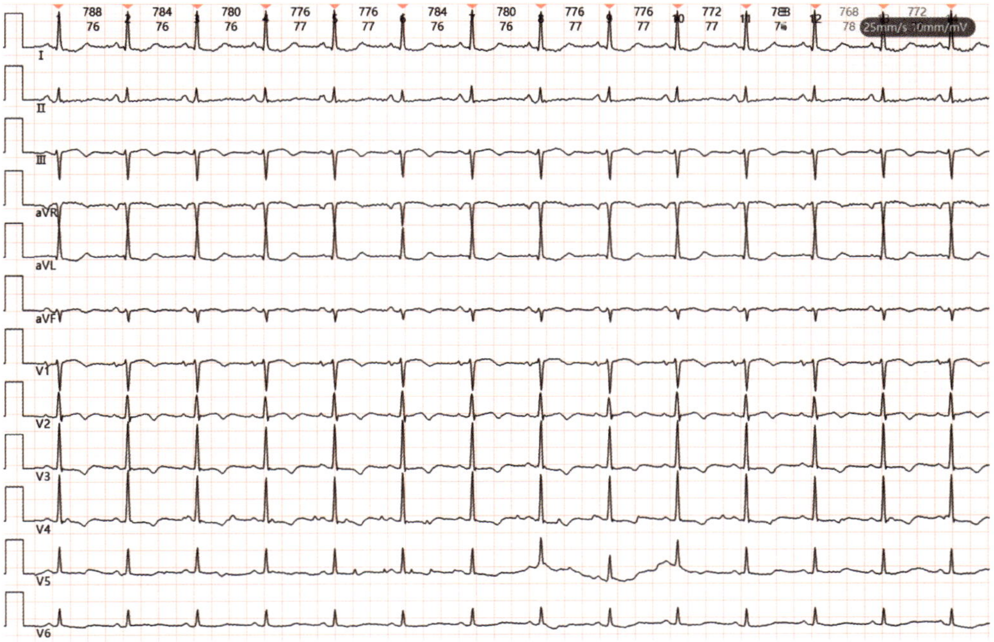

图27.2　术后心电图提示窦性心律，心律齐，心率为77次/分，ST-T改变（Ⅰ、aVL，Ⅲ，V3~V5），V2导联T波负正双向，V3、V4导联T波倒置，为再灌注恢复期。

讨论与总结

胸腺上皮肿瘤（TET）分为胸腺瘤和胸腺癌，是一种罕见的胸部癌症。手术是早期疾病管理的基石。而对于晚期或复发性患者，有效的治疗选择有限。TET（尤其是胸腺瘤）免疫疗法（包括免疫检查点抑制剂）和放疗可作为新的治疗选择。

TET患者在接受免疫治疗后，存在发生免疫介导毒性的风险，多为肌肉骨骼和神经肌肉不良事件[1]。放疗用于治疗许多胸内和胸壁恶性肿瘤。放疗的心血管并发症通常是延迟和隐匿的。冠状动脉狭窄通常发生在纵隔放疗后。放疗还可能导致升主动脉钙化、心包疾病、瓣膜损伤和传导异常[2-3]。肿瘤患者发生心血管事件，一方面增加了心源性猝死的风险，另一方面进一步限制了抗肿瘤用药的选择。

本例患者于入院8个月前出现胸闷不适，结合病史及造影结果，可考虑放疗后介导的冠状动脉狭窄，但仍不除外肿瘤复发或免疫治疗介导的心血管相关不良事件加重冠状动脉狭窄。由于多支病变，使得缺血导致心室除极部分向量抵消，心电图ST-T改变不十分显著，甚至有些患者冠状动脉缺血症状较严重，但心电图表现正常化，在临床中可能会被忽视。遗憾的是，患者治疗期间未规律监测心电图、心肌酶等相关指标，未能早期发现病情发展。因此，对于肿瘤合并心血管事件需早期随诊复查。

（付裕林　胡晓彤　刘彤）

参考文献

[1] Ballman, M., Zhao C, McAdams MJ, et al.Immunotherapy for Management of Thymic Epithelial Tumors: A Double-Edged Sword[J]. *Cancers (Basel)*, 2022, 14(9).

[2] Mesurolle, B., et al.Unusual radiologic findings in the thorax after radiation therapy[J]. *Radiographics*, 2000, 20(1): 67-81.

[3] Gomez, D. , R. Komaki. Technical advances of radiation therapy for thymic malignancies[J]. *J Thorac Oncol*, 2010, 5 (10 Suppl 4): S336-S343.

病例 28

宫颈癌患者接受免疫检查点抑制剂治疗后出现ICIs相关性心肌炎

病史介绍

患者女，61岁，因“应用免疫检查点抑制剂（ICI）18天后心悸伴乏力3天”入院。患者于入院18天前因肿瘤复发应用免疫检查点抑制剂，于入院3天前无明显诱因出现心悸症状，伴乏力、胸闷、憋气症状，咳嗽，肌肉酸痛及咽部吞咽不适，遂就诊于我院急诊。心电图：窦性心律，二度Ⅰ型房室传导阻滞，室性期前收缩，完全性左束支传导阻滞。胸痛三联：cTnI为10.31ng/mL，BNP为468.7pg/mL，D-二聚体为1.224mg/L，为进一步就诊转入我院心脏科。患者既往健康状况较差，宫颈癌病史10年，2014年于外院应用多西他赛+奥沙利铂化疗6个疗程后病情得以控制，入院2个月前于外院查PET-CT提示原位复发。

入院体格检查

患者体温为36.3℃，脉搏为95次/分，呼吸为18次/分，血压为149/95mmHg；心率95次/分，律不齐，心音尚可，各瓣膜听诊区未闻及杂音。双下肢无水肿，四肢肌张力正常，肌力差。

辅助检查

入院12导联ECG

见图28.1。

治疗经过

患者病重，经急诊入院，入院时心电图提示窦性心律，频发室性期前收缩，室性心动过速，结合患者存在卡度尼利单抗应用史，不除外免疫检查点抑制剂相关心肌炎的可能，予以甲强龙1000mg激素冲击治疗，转入我科CCU重症监护；后予以新活素改善心功能、利多卡因联合艾司洛尔控制心律，制定治疗方案为甲强龙1000mg+丙种球蛋白20g冲击治疗，余辅以营养支持、对症补液、稳定心率等对症治疗；考虑患者CK、肌红蛋白(MYO)异常升高，请血液透析科会诊，评估存在血浆置换指征，予以血浆置换治疗；患者化验提示转氨酶异常升高，不除外ICI药物相关不良反应，请消化科会诊，予以双环醇50mg(每天3次)、谷胱甘肽1.2g(每天1次)保肝；患者于

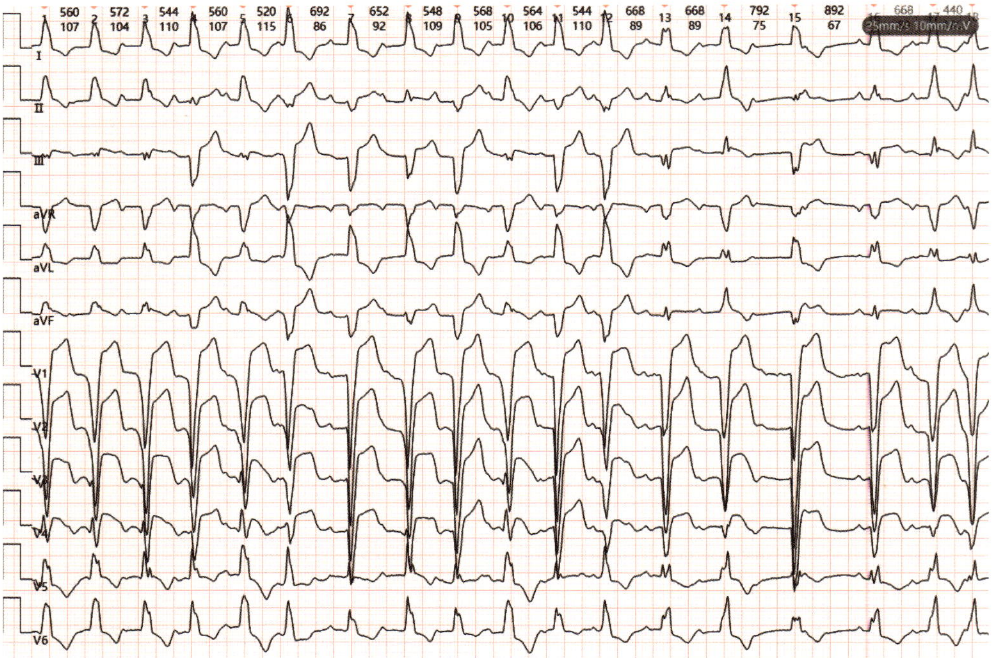

图28.1 入院时心电图提示窦性心动过速，律不齐，心率为101次/分，完全性左束支传导阻滞，频发室性期前收缩，双向室性心动过速。

2023-09-08夜间监护提示心率下降，完善心电图提示三度房室传导阻滞（图28.2），向家属交代病情，入导管室行临时起搏器植入术（图28.3）；于2023-09-09复查化验：CK、CK-MB、转氨酶较

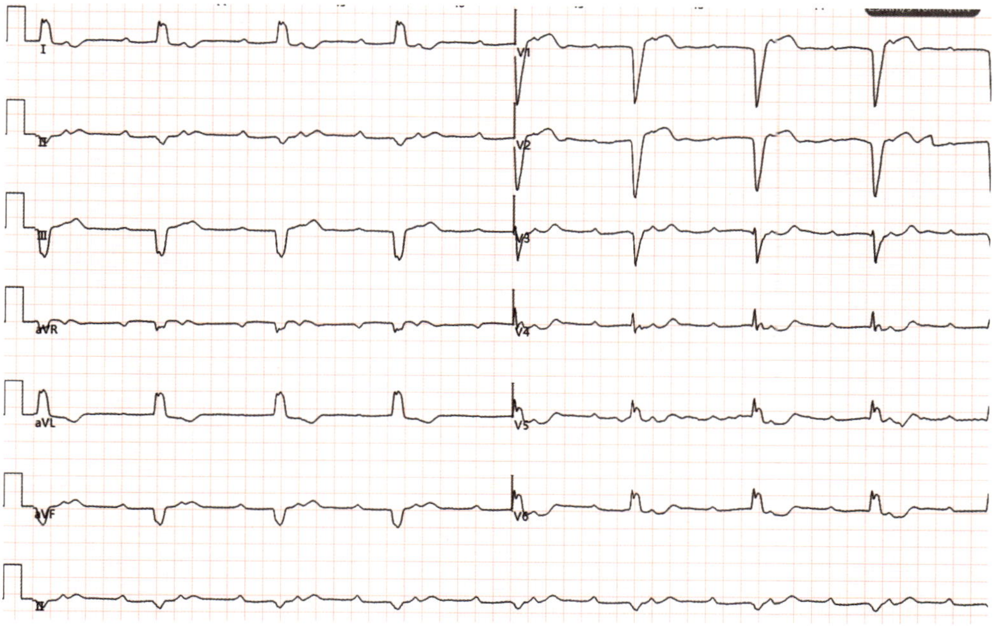

图28.2　院内心电图提示：窦性心律；三度房室传导阻滞；交界性逸搏心律，完全性左束支传导阻滞；电轴左偏。

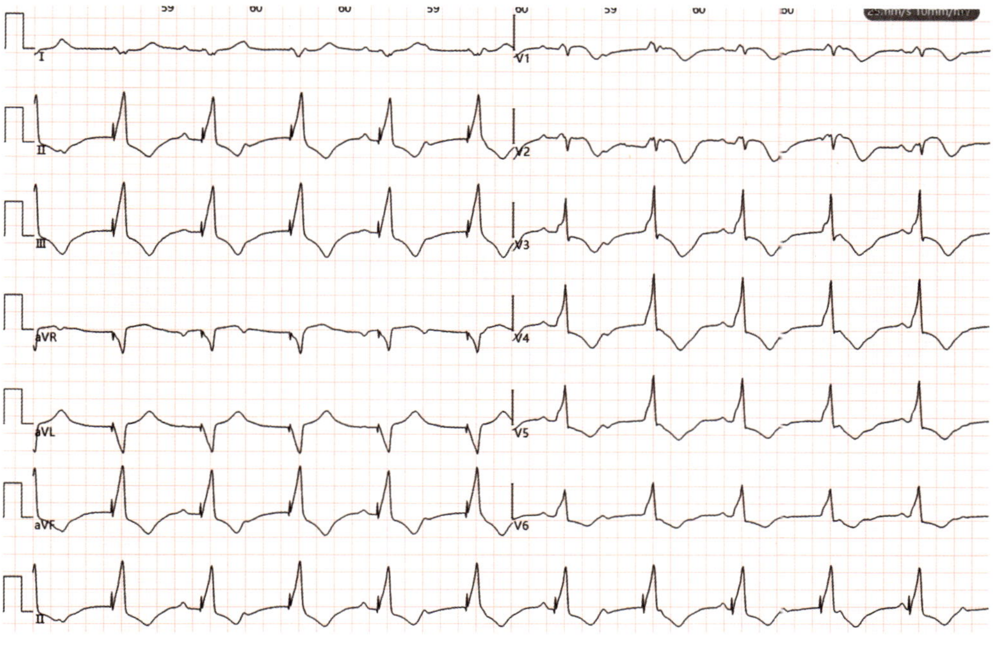

图28.3　术后心电图：心室起搏心律，心律齐，心率为60次/分。

之前明显降低，调整治疗方案为甲强龙600mg降阶梯冲击治疗，继续丙种球蛋白20g输注；2023-09-15复查凝血常规提示D-二聚体为3.64mg/L，完善床旁血管超声提示右侧股总静脉血栓形成，请血管外科会诊，建议行下腔静脉滤器植入术，遵嘱行下腔静脉滤器植入术；患者后续规律复查化验，CK、CK-MB、肌红蛋白、D-二聚体等指标均进行性好转，患者心电图（图28.4）及床旁监护提示心率波动于70~100次/分之间，未见起搏心律，于2023-09-18拔除临时起搏器，根据患者心电图前壁导联ST段抬高及心肌酶升高，完善冠状动脉造影术提示3支血管未见明显狭窄，进一步排除血管病变。

转归

后续继续采用激素冲击、抗凝、营养治疗等方案，患者好转后出院（图28.4）。

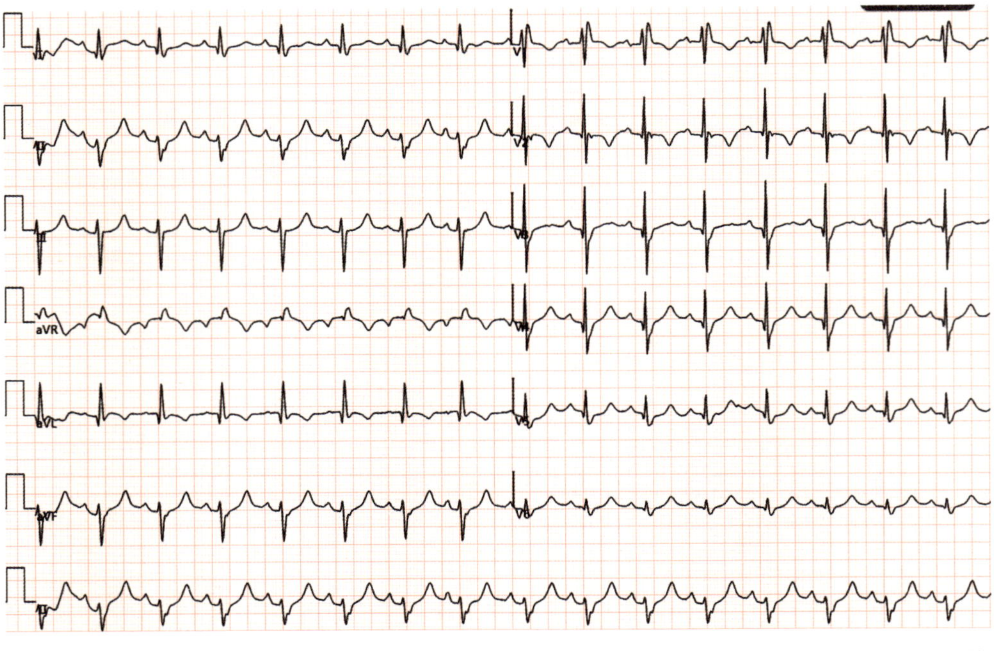

图28.4 院内心电图：窦性心律，心律齐，心率为86次/分，完全性右束支传导阻滞，左前分支阻滞。

讨论与总结

肿瘤患者发生由于免疫治疗介导的心血管恶性不良事件，具有高猝死风险，其中ICI-MI引起的心律失常——三度房室传导阻滞，据有关病例报道，死亡率高达约80%[1]。部分患者在治疗期间需要临时起搏器辅助治疗，甚至后续治疗需要永久起搏器植入术[2]。

本例患者入院时心电图（图28.1）提示广泛心肌受损引起的传导系统紊乱，其后院内发生三度房室传导阻滞（图28.2）提示有猝死风险，立即予以临时起搏器植入（图28.3），同时通过符合ICI-MI治疗规范的类固醇进行免疫抑制治疗，多管齐下，有效地缓解了病情发展[3]。

患者在通过临时起搏器保护联合有效的免疫抑制治疗后，恢复自主心律并好转出院。但对于是否行永久起搏器植入术为接下来的肿瘤治疗方案保驾护航，成为临床医生需要探讨的问题：一方面既要考虑既往发生过缓慢心律失常的患者接受后期免疫治疗时，再次发生ICI-MI可能性极大，即永久起搏器植入的必要性；另一方面又要考虑肿瘤患者短期生存预后和起搏器长期价值，即永久起搏器植入的受益性。

（付裕林　张其同　赵志强）

参考文献

[1] Lenneman, C.G. , D.B. Sawyer, Cardio-Oncology: An Update on Cardiotoxicity of Cancer-Related Treatment[J]. *Circ Res*, 2016, 118(6): 1008-1020.

[2] Johnson, D.B., et al., Fulminant Myocarditis with Combination Immune Checkpoint Blockadet[J]. *N Engl J Med*, 2016, 375(18): 1749-1755.

[3] Ball, S., et al., Cardiovascular Toxicities of Immune Checkpoint Inhibitors: JACC Review Topic of the Weekt[J]. *Journal of the American College of Cardiology*, 2019, 74(13): 1714-1727.

病例 29

信迪利单抗治疗肺恶性肿瘤后并发双向室性心动过速

病史介绍

患者女，47岁，因“诊断肺恶性肿瘤2年，放化疗后出现胸闷、气促”入院。2年前患者经纵隔穿刺诊断为右纵隔中级别神经内分泌肿瘤T4N3M1 Ⅳ期，行EP方案（依托泊苷0.16g，d1~3；顺铂40mg，d1~3）6个疗程，评价SD。后继肺部累及肺野放疗，评价PR。4个月前复查提示肺部病灶增大伴脑膜可疑转移灶，再次进行肺穿刺病理结果与之前不同，行胸腔镜探查+右侧胸膜活检，诊断为右肺肾外肾母细胞瘤pT4N3M1 Ⅳ期。36天前行TC方案（白蛋白紫杉醇400mg，d1+卡铂650mg，d1）化疗，12天前行信迪利单抗200mg+TC方案治疗1个疗程，疗程开始10天后患者出现胸闷、气促、腰背部胀痛、乏力，收治入院。

入院体格检查

患者体温为36.4℃，脉搏为109次/分，呼吸为20次/分，血压为122/87mmHg。端坐呼吸，喘息状，双肺呼吸音清，未闻及干湿啰音。心界不大，心律齐，各瓣膜区未闻及病理性杂音。双下肢无水肿。

辅助检查

心电图

既往基础心电图无异常。入院当天及每天复查心电图逐渐恶化。

心电图(图29.1):P波在Ⅰ、Ⅱ、aVF导联直立,aVR导联倒置,频率110次/分,为窦性心动过速。QRS波时限不宽,电轴不偏,ST-T未见异常,QTc在正常范围。

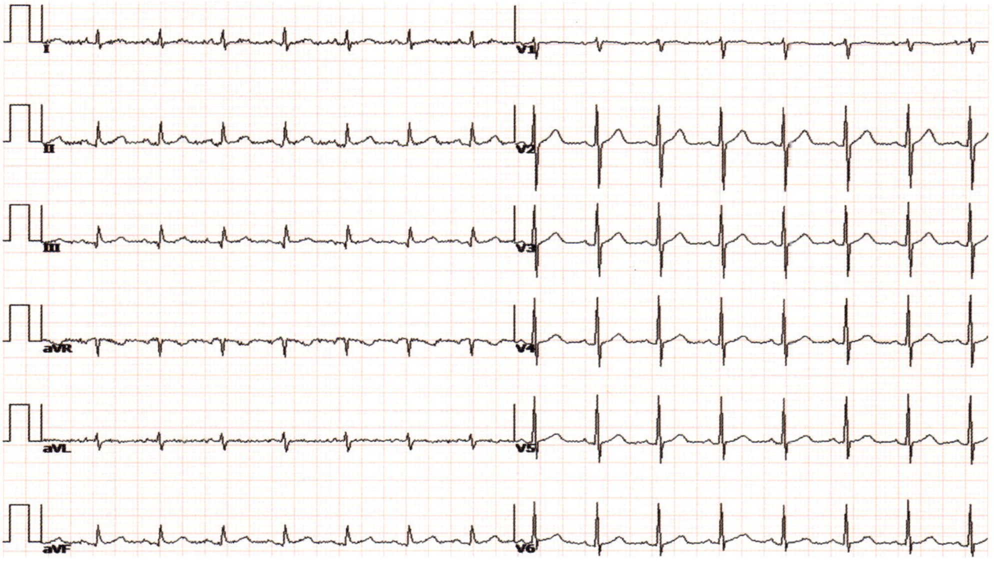

图29.1　窦性心动过速。

心电图(图29.2):窦性心律,心率为111次/分,QRS波电轴右偏(+110°)。

心电图(图29.3):窦性心律,心率为115次/分,QRS波电轴右偏(+110°),QRS波时限为130ms,V1导联呈qR型,Ⅰ可见宽顿的S波,为完全性右束支传导阻滞,胸导联QRS波综合电压0.2~0.9mV,V2~V5导联QRS波多相顿挫,V4~V6导联T波低平。

心电图(图29.4):窦性心律,心率为115次/分,P波与QRS波无关,呈完全性房室分离。QRS波宽大畸形,可见两种形态交替出现,电轴均右偏,V1导联均主波向上,V3导联可见一种QRS波呈Rs型,一种呈Qs型,为典型的双向室性心动过速。V4~V6导联QRS波综合电压0.6~0.95mV。V1~V3导联ST段抬高0.05~0.7mV,T波均与QRS主波方向相反。

心电图(图29.5):Ⅰ、aVL导联可见P波,P波与QRS波无关,呈完全性房室分离,心室率为

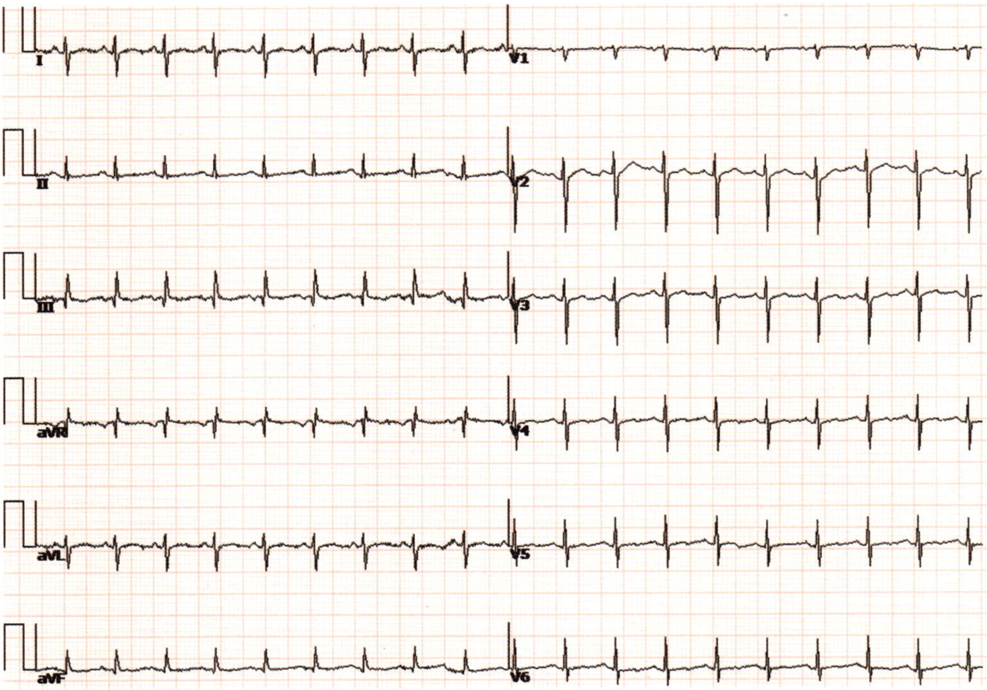

图 29.2　窦性心动过速，T 波低平。

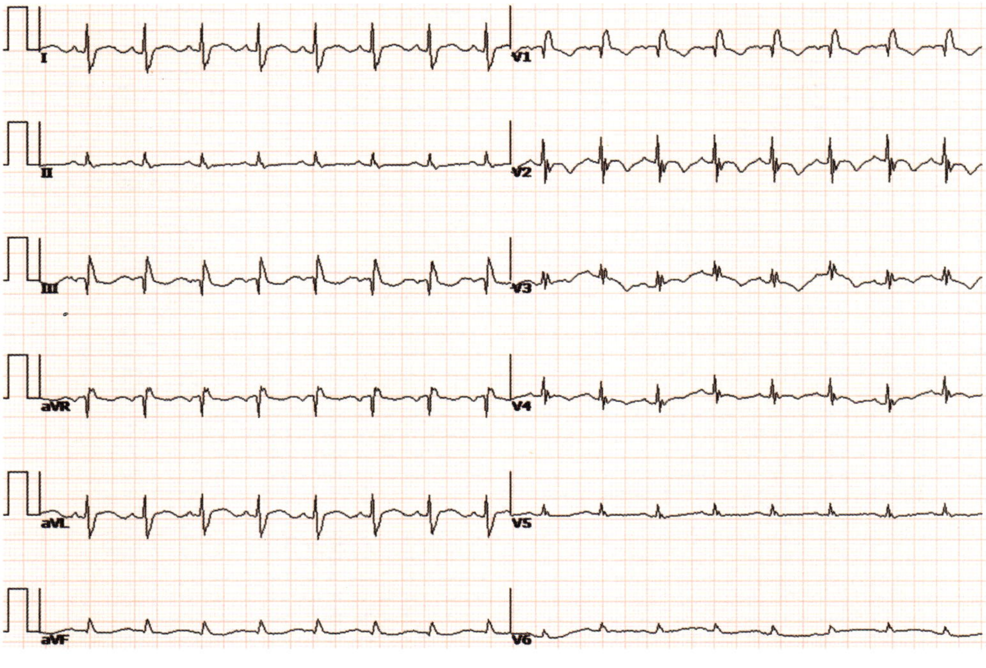

图 29.3　窦性心动过速，完全性右束支传导阻滞，胸导联 QRS 波显著低电压，V4~V6 导联 T 波低平，碎裂 QRS 波，ST-T 改变。

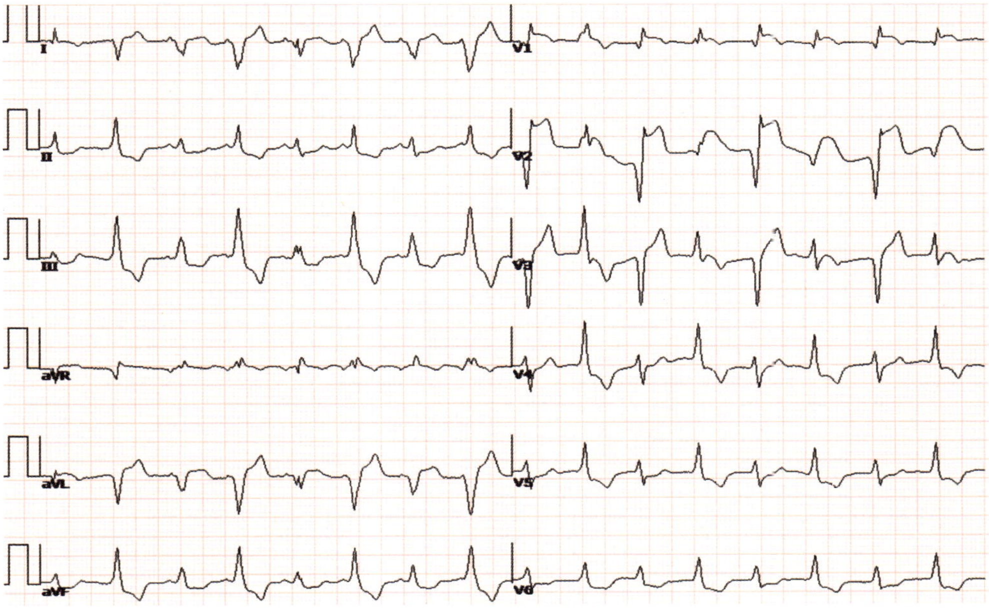

图29.4　窦性心动过速，双向室性心动过速。

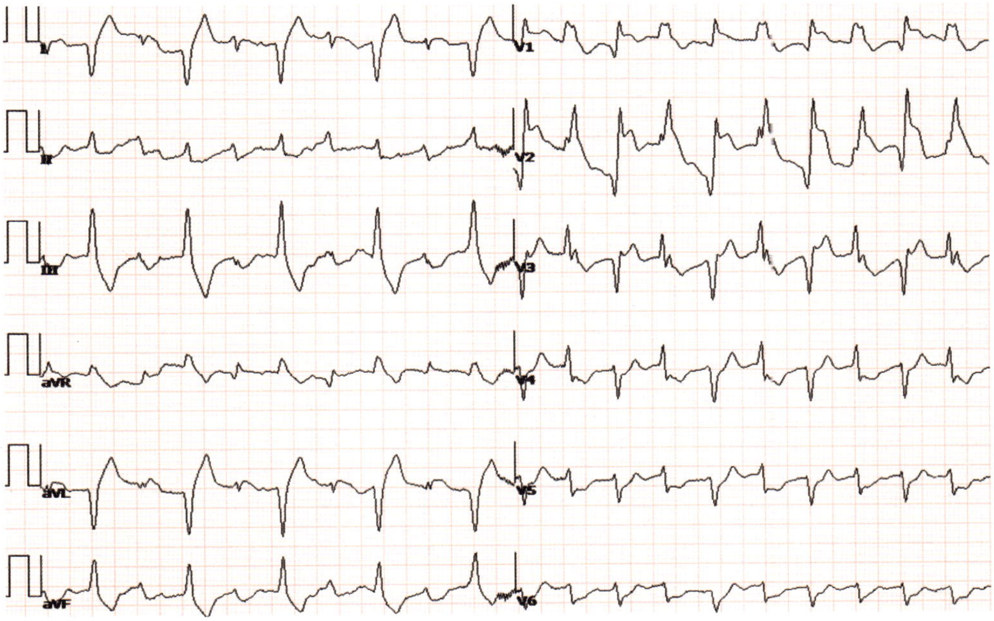

图29.5　窦性心动过速，双向室性心动过速。

142次/分，QRS波宽大畸形，呈两种形态交替出现，其极性在V3~V5导联正负交替，为双向室性心动过速。V3~V6导联QRS波综合电压0.5~0.9mV。V1~V3导联ST段抬高0.2~1.0mV，T波均与QRS主波方向相反。快心室率及ST段抬高均较之前加重。

心电图(图29.6)：各导联未见明显的P波，QRS波宽大畸形，频率为126次/分，下壁导联主波向下，胸导联V1~V6主波向下呈负向一致性，ST-T与QRS主波方向相反，为单形性室性心动过速。

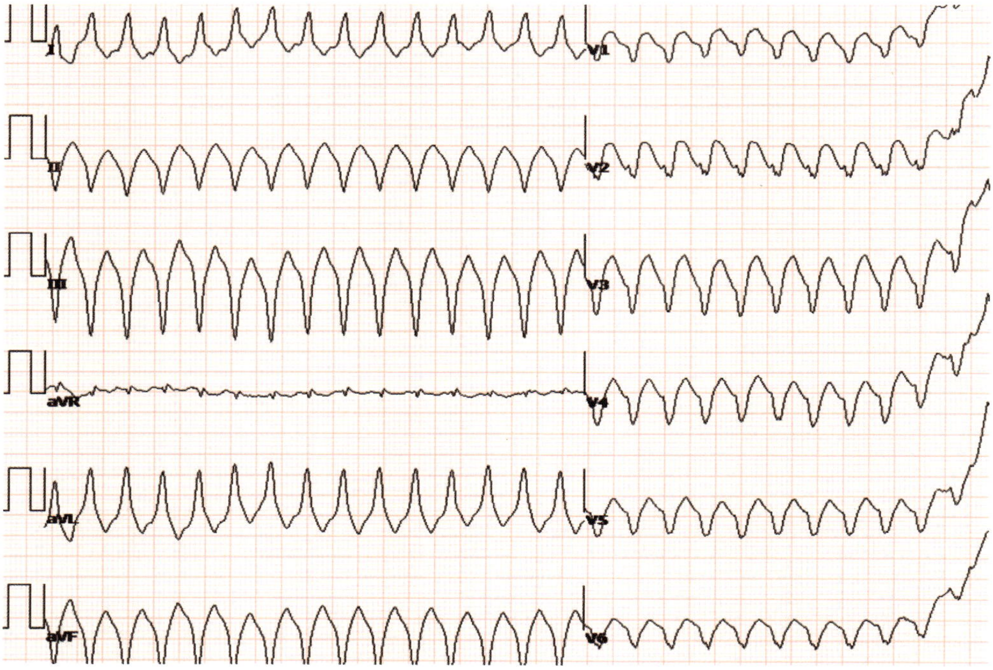

图29.6　单形性室性心动过速。

实验室检查

肌红蛋白(MYO)>1000μg/L，肌酸激酶(CK)为5969UL，肌酸激酶同工酶MB(CK-MB)为202μg/L，超敏肌钙蛋白T(cTnT)为76.61ng/L，超敏肌钙蛋白(cTnI)为0.75μg/L，B型钠尿肽前体(NT-ProBNP)为34.26pg/mL，D-二聚体为1.1mg/L。肝功能：谷丙转氨酶为122U/L，谷草转氨酶(AST)为256U/L。

影像学检查

心脏超声：各腔室大小正常，三尖瓣轻度反流，左心室舒张功能下降，LVEF为72%。

冠状动脉造影：冠状动脉血管未见狭窄。

治疗经过

入院后患者心电图出现动态改变（图29.2至图29.6）。

予以甲强龙、免疫球蛋白、抗胸腺细胞球蛋白、吗替麦考酚酯、无创呼吸机等支持治疗。患者于入院后7天自动出院，当天死亡。

讨论与总结

免疫检查点抑制剂（ICI）是近年来抗肿瘤治疗的新疗法，为患者带来获益的同时会造成多器官的免疫毒性，如皮肤反应、胃肠道反应、全身反应、心肌炎、内分泌毒性等，其中ICI相关心肌炎致死性最高。其发生率为0.21%~3.3%，危重症致死率为30%~50%。最常发生于接受治疗的最初12周内，少数迟发病例可发生于20周后。其危险因素包括：①两种ICI联合或者联合其他心脏毒性药物；②并发免疫相关毒性，如ICI相关的心肌炎、肝炎等；③心脏病史，如心肌梗死、心力衰竭、心肌炎、化疗相关的心功能不全等；④自身免疫性疾病，如系统性红斑狼疮、类风湿关节炎、结节病等[1-2]。

约90%的ICI相关心肌炎患者出现心电图异常，可表现为各种类型的心律失常（窦性心动过速、心房颤动、频发期前收缩、室上性心动过速、窦性停搏、房室传导阻滞、室内传导延迟或束支传导阻滞、室性心动过速或心室颤动、心脏停搏等），其中室性心律失常多为双向室性心动过速、单形性室性心动过速，部分病例可出现QT间期延长、ST段抬高或T波倒置、R波幅度减低、异常Q波、低电压[3]。

本例患者信迪利单抗治疗10天后出现胸闷、气促、腰背部胀痛、乏力，心电图出现完全性右束支传导阻滞，ST-T异常改变，双向室性心动过速及单形性室性心动过速。双向室性心动过速发作时，心电图上同一导联交替出现两种形态极性相反的宽大畸形QRS波，大多数为阵发性，可见于洋地黄或乌头碱中毒、扩张型心肌病、冠心病及钙离子通道病（如低钾性周期性麻痹和儿茶酚胺敏感性室性心动过速），后者常发生于无器质性心脏病儿童。在室性心动过速发作时，患者可出现心悸、胸闷、胸痛、黑矇、晕厥。预后较差，易发展为心室颤动，如能早诊断、早治疗，双向室性心动过速大多能被纠正。本例患者结合病史、临床表现、心电图、心肌损伤标志物、心脏超声、冠状动脉造影，可明确诊断为免疫抑制剂相关重型心肌炎。对于ICI治疗期间的患者心电图出现新发的各种类型的传导阻滞、ST-T改变、QRS波群增宽或心动过速等，要高度警惕免疫性心肌炎；若同时合并肌钙蛋白升高，应紧急行心血管影像学检查，排除其他导致心肌损伤的原因（如急性冠脉综合征）。一旦诊断为ICI相关心肌炎，均应尽早启动甲强龙治疗，从而降低恶性不良心血管事件的发生风险。

（王伟　罗玲）

参考文献

[1] 中国抗癌协会整合肿瘤心脏病学分会.免疫检查点抑制剂相关心肌炎监测与管理中国专家共识2020[J].中国肿瘤临床杂志，2020，47(20)：1027-1038

[2] 2022 ESC Guidelines on cardio-oncology developed in collaboration with the European Hematology Association (EHA), the European Society for Therapeutic Radiology and Oncology (ESTRO) and the International Cardio-Oncology Society (IC-OS)[J]. *Eur Heart J*, 2022, 26: ehac244.

[3] Mahmood SS, Fradley MG, Cohen JV, et al. Myocarditis in patients treated with immune checkpoint inhibitors[J]. *J Am Coll Cardiol*, 2018, 71(16): 1755-1764.

病例 30

乳腺癌合并Wellens综合征

病史介绍

患者女，52岁，因“发现左乳肿物半月余”入院。既往曾患肺结核、甲状腺癌、子宫肌瘤，并行甲状腺切除术、子宫切除术。

入院体格检查

患者体温为36.5℃，脉搏为87次/分，呼吸为19次/分，血压为127/91mmHg。左乳外上距乳晕边缘3cm可触及一范围约1.5cm×1.0cm的质韧区，边界不清，表面不规整，与皮肤、胸肌无粘连。

辅助检查

乳腺钼靶（外院省级医院）：左乳外上象限结节状致密影，考虑BI-RADS 4a类；右乳微小钙化点。

乳腺超声（外院省级医院）：左乳低回声团块，1点者BI-RADS 4b类，右乳低回声团块，BI-RADS 3类。

乳腺超声（我院2022-06-08）：左乳外上腺体层低回声结节（BI-RADS 4b类）、双乳腺体层低回声结节（BI-RADS 3类）。

心功能：节段性室壁运动异常，左心室舒张功能降低，左心室整体纵向应变降低，射血分数为56%。

乳腺磁共振成像:左乳腺上象限小肿物,考虑BI-RADS 4b类。

术前入院时12导联ECG正常。

治疗经过

在全身麻醉下行“左乳癌保乳术+前哨淋巴结活检术+术前冰冻”。冰冻病理结果回报:乳腺浸润性癌。各切缘阴性。前哨淋巴结为0/3转移。术后予以门诊放疗及内分泌治疗,放疗结束后常规复查心电图(图30.1),为窦性心律,正常心电图。放疗结束半年后感染新型冠状病毒,自觉胸闷不适,查ECG如图30.2所示。

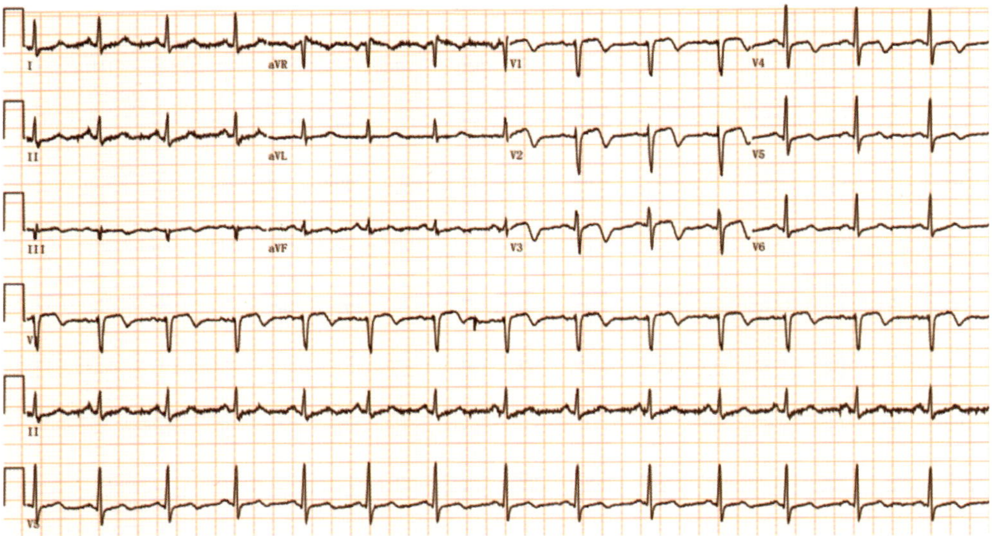

图30.1 窦性心律,V1~V4导联T波倒置,V1~V2导联ST段抬高,符合Wellens综合征心电图表现,提示左前降支近段病变。

转归

患者因左乳浸润癌进行左乳保乳术,术后顺利完成放疗并定期规律随访,由于半年后感染新型冠状病毒,自觉胸闷不适,查心电图符合Wellens综合征表现,提示左前降支病变。调取5个月前的心电图(图30.2),心电图未见异常。

建议患者行冠状动脉造影。患者在外院行冠状动脉造影,结果为左前降支近段病变,植入支架1枚。

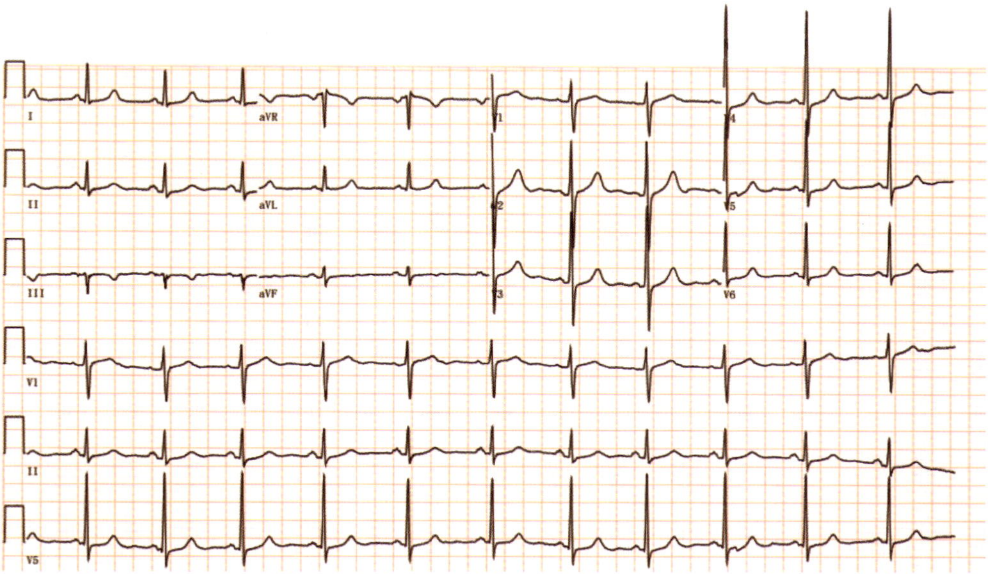

图30.2 5个月前的心电图。

讨论与总结

乳腺癌是女性最常见的癌症，也是女性癌症相关死亡的主要原因，手术及放化疗为乳腺癌的主要治疗手段。降低死亡率的同时，抗肿瘤治疗也为患者带来了相应的心血管毒性作用，心血管疾病已成为癌症幸存者非恶性肿瘤相关死亡的主要原因，其中胸部放疗带来的心血管毒性作用尤甚[1-3]。文献报道接受过乳腺癌放疗的患者心脏死亡风险增加3.1%[4]。

冠状动脉疾病是放疗相关心脏病中最常见的表现，可表现为心绞痛、心肌梗死，甚至心脏猝死[5]。放疗带来的辐射可损害微血管中的内皮细胞，导致血栓形成、毛细血管流失，继而引发心肌缺血、心肌细胞死亡和纤维化[6]。它在冠状动脉、颈动脉等大血管中产生炎症和氧化损伤，导致脂质过氧化和泡沫细胞的产生，促进动脉粥样硬化形成、发展[7]。一项大型研究证明心肌辐射剂量与严重的冠状动脉事件之间存在关系，心脏的平均辐射剂量平均为4.9Gy（范围为0.03~27.72Gy），心脏的平均辐射每增加1Gy，冠状动脉事件发生率上升7.4%[8]。

Wellens综合征是指不稳定型心绞痛患者心电图在V2、V3甚至波及V4出现T波倒置或呈正负双向，偶尔在V5~V6导联出现，伴或不伴轻度的ST段抬高，无病理性Q波及胸前导联R波递增不良，患者症状与心电图改变可不同步，发作时肌钙蛋白阴性或轻度升高，提示冠状动脉左前降支近端次全闭塞，极易进展为急性前壁心肌梗死。这一心电现象由Wellens于1982年提出，20

世纪90年代逐渐被心血管医生重视。该患者放疗结束后定期随访,无不适症状,心功能及心电图正常,发病前感染新型冠状病毒。研究表明,新型冠状病毒感染存在心肌损伤的风险,冠状动脉在缺氧和炎症反应作用下斑块不稳定,更容易出现缺血性心肌损伤[9]。

癌症患者与冠心病存在共患因素,该患者虽无冠心病及吸烟、饮酒史,既往心电图及心功能未见异常,曾接受左乳全乳50Gy/25f、左乳癌原瘤床60Gy/25f的胸部放疗,放疗结束后曾随访2次,心电图及心功能均未见异常。患者本次因感染新型冠状病毒1周后出现胸闷不适症状就诊,也可能是多种因素的共同作用导致心血管不良事件的发生。

接受过肿瘤治疗的患者应定期复查心电图、心功能,对心血管不良事件早发现、早干预,提高远期生存率。

(曹友钰　潘烁　耿旭红)

参考文献

[1] Ramin C, Schaeffer ML, Zheng Z, et al. All-Cause and Cardiovascular Disease Mortality Among Breast Cancer Survivors in CLUE Ⅱ, a Long-Standing Community-Based Cohort[J]. *J Natl Cancer Inst*, 2021, 113(2): 137-145.

[2] Cherukuri SP, Chikatimalla R, Dasaradhan T, et al. Breast Cancer and the Cardiovascular Disease: A Narrative Review[J]. *Cureus*, 2022, 14(8): e27917.

[3] Narowska G, Gandhi S, Tzeng A, et al. Cardiovascular Toxicities of Radiation Therapy and Recommended Screening and Surveillance[J]. *J Cardiovasc Dev Dis*, 2023, 10(11): 447.

[4] Groarke JD, Nguyen PL, Nohria A, et al. Cardiovascular complications of radiation therapy for thoracic malignancies: the role for non-invasive imaging for detection of cardiovascular disease[J]. *Eur Heart J*, 2014, 35(10): 612-623.

[5] Yilmaz M, Turk E, Sana MK, et al. Cardiovascular Outcomes Associated With Exposure To Radiation Therapy In Thoracic Malignancies: An Insight Study Using the National Inpatient Database[J]. *Cureus*, 2023, 15(10): e47113.

[6] Lee MO, Song SH, Jung S, et al. Effect of ionizing radiation induced damage of endothelial progenitor cells in vascular regeneration[J]. *Arterioscler Thromb Vasc Biol*, 2012, 32(2): 343-352.

[7] Mehta LS, Watson KE, Barac A, et al. American Heart Association Cardiovascular Disease in Women and Special Populations Committee of the Council on Clinical Cardiology; Council on Cardiovascular and Stroke Nursing; and Council on Quality of Care and Outcomes Research. Cardiovascular Disease and Breast Cancer: Where These Entities Intersect: A Scientific Statement From the American Heart Association[J]. *Circulation*, 2018, 137(8): e30-e66.

[8] Darby SC, Ewertz M, McGale P, et al. Risk of ischemic heart disease in women after radiotherapy for breast cancer [J]. *N Engl J Med*, 2013, 368(11): 987-998.

[9] 李晴,李相友,祝芬,等.新型冠状病毒肺炎患者心电图改变与心肌损伤的关系及其对预后的评估价值[J].广东医学,2020,41(15):1521-1527.

病例31

心脏淀粉样变性的心电图

病史介绍

患者男，50岁，因“活动后胸闷、气短、呼吸困难2个月”入院。2个月前患者活动后出现胸闷、气短、呼吸困难，伴干咳、乏力、腹胀，夜间不能平卧，呈端坐位呼吸，活动耐量逐渐下降。遂前往当地医院就诊，症状缓解后出院。院外规律口服螺内酯、氢氯噻嗪治疗，症状控制欠佳。1个月前再次前往当地医院诊治，给予输液及双侧胸腔积液引流等治疗后，症状较之前明显缓解。于我院门诊行心脏超声检查考虑“心脏淀粉样变性的可能”，遂收入我科。既往病史：否认高血压、糖尿病病史，否认青光眼病史，否认乙型肝炎、结核等传染病病史及密切接触史，否认药物、食物过敏史。吸烟30年，每天20支，已戒2个月；饮酒史30年余，每天3两，已戒2个月。患者主诉有亚急性甲状腺炎，具体不详。

入院体格检查

患者体温为36.5℃，脉搏为76次/分，血压为114/62mmHg。一般状态尚可，腹部皮肤散在出血点，眼眶周围出血性紫癜（图31.1）。口唇无发绀，颈静脉无充盈。双肺呼吸音粗，可闻及散在湿啰音。叩诊心脏浊音界大，心率76次/分，心律齐，各瓣膜听诊区未闻及额外心音及杂音。腹平软，无压痛，肝、脾肋下未触及，腹部未闻及杂音，双下肢无水肿。

诊疗过程

心肌损伤标志物：肌钙蛋白I为0.141ng/mL，CK-MB为2.48ng/mL，肌红蛋白为52.2ng/mL。

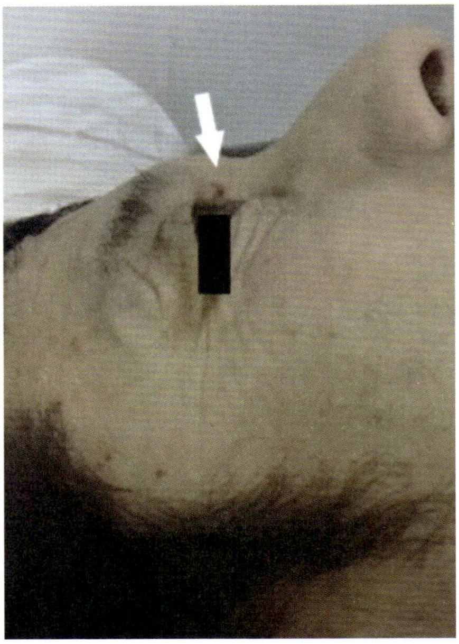

图 31.1 眼眶周围有出血性紫癜。

肝功能：门冬氨酸氨基转移酶为24.4U/L，丙氨酸氨基转移酶为28.6U/L，碱性磷酸酶为125.2U/L，总蛋白为53.9g/L，白蛋白为32.4g/L，载脂蛋白A为10.93g/L。免疫五项：免疫球蛋白G为6.26g/L，免疫球蛋白A为0.99g/L，免疫球蛋白M为0.39g/L，补体C3为1.09g/L，补体C4为0.28g/L。肾早期损伤检查：24小时尿量为2.20L，24小时尿α1微球蛋白为17.31mg，24小时尿IgG为7.41mg，24小时尿β2微球蛋白为0.22mg，24小时尿LAM轻链为8.69mg，24小时尿KAP轻链为6.88mg。血清游离κ链+血清游离λ链：血清Free-κ链为12mg/L，血清Free-λ链为1240mg/L。胸腔积液常规检查：蛋白为12.32g/L，雷氏试验阴性。结核菌涂片：未查到抗酸杆菌。乳酸脱氢酶、腺苷脱氨酶(胸腔积液)：乳酸脱氢酶为146U/L，腺苷脱氨酶为2.30U/L。癌胚抗原测定-胸腔积液：癌胚抗原(CEA)为0.39ng/mL。结核抗体IgG-胸腔积液(免疫学法)：结核分枝杆菌抗体检测阴性。入院时心电图：窦性心律、肢体导联低电压，胸前导联R波递增不良。心脏超声：EF为54%，左心室壁明显增厚，可疑心脏淀粉样变性，左心室各节段运动幅度轻度减弱，左心房轻度增大，左心室舒张功能降低，二尖瓣、三尖瓣轻度反流。磁共振心脏功能检查：考虑心脏淀粉样变性。室间隔及左心室游离壁向心性增厚(室间隔中段20~22mm，左心室下壁14~16mm，左心室侧壁14~16mm)，内膜面稍粗糙，左心室内肌小梁稍增多，左心室各节段收缩功能尚可，舒张功能降低，左心室流出道通畅。二尖瓣、三尖瓣见少许反流信号，主动脉瓣未见明显反流信号。心肌首过灌注左心室心内膜下及室间隔右心室面见弧形、线样低灌注区，延迟增强室间隔、左心室游离壁弥漫心内膜下、透壁样强化，部分室间隔表现为“斑马”征，右心室壁可见心外膜强化。心包无增厚或钙化。双侧胸腔背侧见弧形液体影。左心功能：EF为40.7%，CO为3.7L/min，EDV为112.1mL。影像学诊断：①结合临床资料，考虑心脏淀粉样变性；②双侧胸腔积液。骨髓穿刺：浆细胞占8.5%，可见偏幼稚浆细胞占4%，粒细胞可见轻度病态；外周血分叶核粒细胞比例增高。骨髓流式细胞检测：表达CD38、部分表达CD56、CD138.P4占有核细胞0 61%，为异常单克隆细胞（限制性表达胞浆Lambda）。入院时心电图：窦性心律、肢体导联低电压，胸前导联R波递增不良（图31.2至图31.4）。

患者于2个月前活动后出现胸闷、气短、呼吸困难，伴干咳、乏力、腹胀，夜间不能平卧，呈端坐位呼吸，活动耐量逐渐下降，于我院行皮下组织穿刺显示刚果红阳性，结合患者症状、体征、既往病史及相关辅助检查，考虑诊断为原发性轻链型淀粉样变性（累及心脏、皮肤，Mayo2012年分

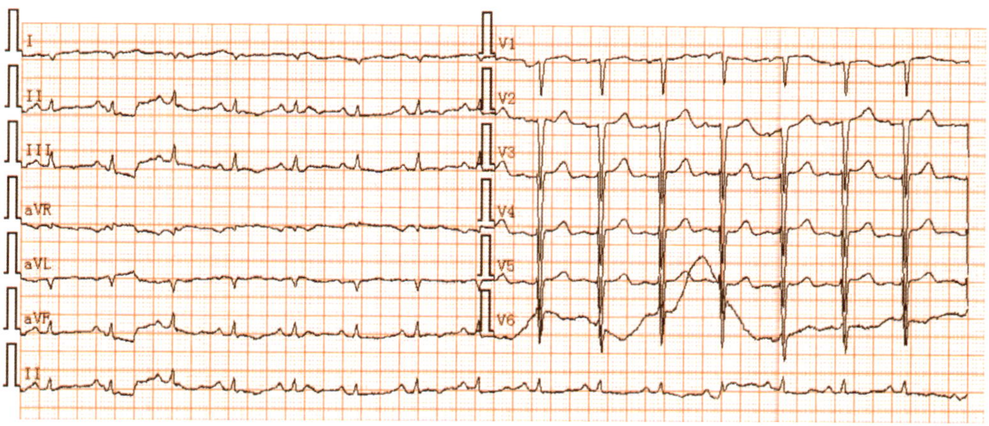

图31.2　入院时心电图：窦性心律，肢体导联低电压，胸前导联R波递增不良。

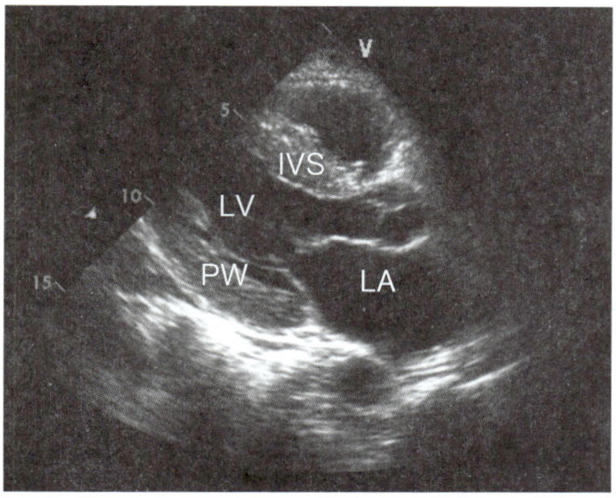

图31.3　二维超声心动图显示弥漫性左心室肥大（间隔和游离壁），心室腔大小正常。心室壁具有典型的闪光和颗粒状结构。LV，左心室；LA，左心房；IVS，室间隔；PW，后壁。

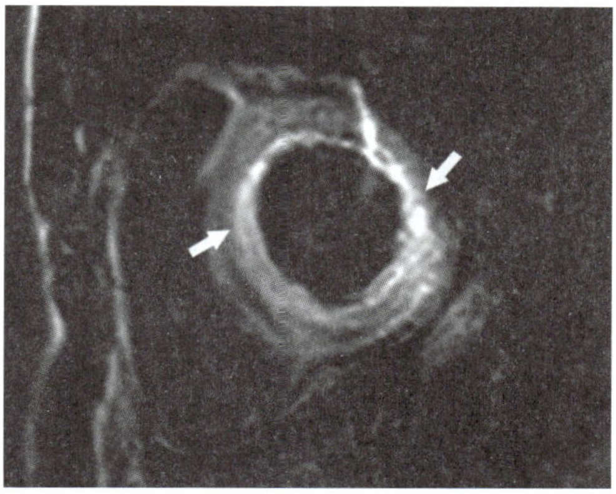

图31.4　心脏磁共振图像显示静脉注射钆造影剂15分钟后获得的左心室心肌弥漫性心内膜下增强（箭头）。

期Ⅲ期 Pavia分期Ⅲb)，心脏淀粉样变性，心功能Ⅱ级，双肺肺炎，双侧胸腔积液。

治疗

患者的治疗计划是接受3个周期的化疗，d1、d8、d15和d22使用硼替佐米[1.3mg/(sqm·d)]和地塞米松(20mg/d)进行3个周期的治疗。随后在d2、d9、d16和d23给环磷酰胺(300mg/d)。不幸的是，硼替佐米第2周期治疗5天后，NT-proBNP水平从15 000pg/mL升至31 100pg/mL，肌钙蛋白I从0.14ng/mL升至0.463ng/mL。患者死于以浸润性肺病伴出血、严重肺部感染和心力衰竭为特征的暴发综合征。

讨论与总结

淀粉样变性是一种罕见的系统性疾病，由具有特征性β-褶皱片状结构的蛋白质原纤维的细胞外沉积引起，在刚果红染色后，在偏振光下通常会产生苹果绿双折射。系统性淀粉样变性有几种类型，包括免疫球蛋白轻链(AL)、血清淀粉样蛋白A蛋白、家族遗传性为主的TTR突变和老年性系统性淀粉样蛋白[1]。淀粉样变性最常见的形式是AL型[2]。尽管几乎每种淀粉样蛋白都与心脏淀粉样变性有关，但每种类型淀粉样变性的心脏受累的实际患病率各不相同。

心脏淀粉样变性是一种罕见的疾病，容易误诊、漏诊。任何有心脏体征或非特异性症状的成年人都应认真考虑，最明显的症状是由潜在的限制型心肌病引起的充血性心力衰竭。该患者最初出现呼吸困难症状，并迅速进展为严重的舒张性心力衰竭，表现为全身性AL淀粉样变性伴心脏和皮肤受累，对硼替佐米、地塞米松和环磷酰胺的联合药物治疗效果差。心电图中最常见的表现是心前区和肢体导联电压低，以及假性梗死表现。尽管超声心动图通常显示左心室和右心室壁厚度增加，回声更大(颗粒状)，但心肌的颗粒状外观并不特异。然而，心电图中的低电压和超声中大于19.8mm的室间隔厚度加在一起，对心脏淀粉样变性的敏感性为72%，特异性为91%。此外，心电图和超声心动图是非常有用的一线检查，为我们诊断淀粉样变性提供了线索。

为了识别心肌的颗粒状外观并进行鉴别诊断，我们进行了心脏MRI检查。患者的心脏MRI在延迟钆增强图像中显示出特征性的弥漫性心内膜下增强。尽管心脏MRI在心肌病的非侵入性诊断中具有优势，但目前它在识别淀粉样变性早期心脏受累方面的作用有限。

疑似AL淀粉样变性的诊断没有特定的器官受累，涉及淀粉样蛋白分型和克隆性疾病的鉴定[3]。所有患者均应进行血清FLC分析和血清及尿液免疫电泳。血清FLC浓度也可用于确定治疗策略[4]。在上述初步筛选测试后，应进行骨髓活检，以确定是否存在浆细胞发育异常，以及产生λ或κ的浆细胞的百分比和类型。在该病例中，尿液样本免疫固定显示λ-FLC蛋白的单克隆峰，这是AL淀粉样变性的标志。骨髓活检排除了浆细胞发育异常。

心脏生物标志物是AL淀粉样变性预后和治疗反应的最有力预测因素，目前是用于该疾病的Mayo 2012分期系统。该系统基于NT-proBNP和心肌肌钙蛋白T的血清水平，以及循环淀粉样蛋白FLC蛋白的浓度。该分期系统为以下各项指标分别占1分：NT-proBNP≥1800pg/mL，肌钙蛋白T≥0.025ng/mL，血清FLC蛋白差异≥18ng/mL；定义了死亡率增加的Ⅰ期（0分）~Ⅳ期（3分）。此患者处于Ⅲ期，表明预后和治疗反应不佳。

活检是诊断的金标准，淀粉样变性患者的器官或其他组织活检标本应显示刚果红染料阳性染色和偏振光观察到的特征性苹果绿双折射。心脏活检最终诊断为心脏AL淀粉样变性；然而，有创心内膜活检术在临床上很难实施。直肠活检和脐周脂肪抽吸是临末上常用的疑似心脏AL淀粉样变性的方法，其侵袭性较小，敏感性和特异性相对较高。

心脏AL淀粉样变性的治疗干预仍然存在争议。最初的治疗通常包括利尿剂来缓解症状。血管紧张素转换酶抑制剂和血管紧张素Ⅱ抑制剂对严重低血压不耐受。最终的治疗方法是停止产生负责淀粉样蛋白形成的副蛋白。硼替佐米是一种可逆的蛋白酶抑制剂，在大多数患者中，它能有效杀死克隆浆细胞并促进循环淀粉样蛋白单克隆蛋白的减少。硼替佐米联合用药在Ⅱ期临床试验中成为AL淀粉样变性的一线治疗方法。尽管还没有任何治疗方法被证明能成功去除现有的淀粉样蛋白沉积，但硼替佐米与环磷酰胺和地塞米松（CyBorD）的组合具有非常高的应答率，是文献中研究最好的。最近的一项研究表明，在230例患者接受CyBorD一线治疗后，约60%的患者获得了完全缓解或非常好的部分缓解；然而，只有17%的患者出现了心脏反应[5]。对治疗的反应可预测心脏AL淀粉样变性的结果，并通过血液学参数和心脏参数来测量，主要使用NT-proBNP。此患者在治疗期间NT-proBNP水平从15 000pg/mL升高到31 100pg/mL，预后不良。因此，警惕地监测这种疾病至关重要。需要进一步研究去除现有淀粉样蛋白沉积的有效策略，并开发有效改善预后的靶向疗法。

（杨娜　高明）

参考文献

[1] Blancas-Mejia LM, Ramirez-Alvarado M. Systemic amyloidoses[J]. *Annual review of biochemistry*, 2013, 82: 745-774.

[2] Fikrle M, Paleček T, Kuchynka P, et al. Cardiac amyloidosis: A comprehensive review[J]. *Cor et Vasa*, 2013, 55: e60-

e75.

[3] Grogan M, Dispenzieri A, Gertz MA. Light-chain cardiac amyloidosis: strategies to promote early diagnosis and cardiac response[J]. *Heart*, 2017, 103(14): 1065-1072.

[4] Kumar S, Dispenzieri A, Lacy MQ, et al. Revised Prognostic Staging System for Light Chain Amyloidosis Incorporating Cardiac Biomarkers and Serum Free Light Chain Measurements[J]. *Journal of Clinical Oncology*, 2012, 30: 989-995.

[5] Palladini G, Sachchithanantham S, Milani P, et al. A European collaborative study of cyclophosphamide, bortezomib, and dexamethasone in upfront treatment of systemic AL amyloidosis[J]. *Blood*, 2015, 126(5): 612-615.

病例 32

探寻反复心悸、晕厥的真实病因

病史介绍

患者女，68岁，因“阵发性心悸3年，发作性晕厥1年，加重7天”入院。患者3年前出现阵发性心悸，自觉心跳快，无突发突止，活动时明显，持续数分钟，休息后可缓解，无胸闷、胸痛，未去诊治。1年前患者心悸后突发意识丧失，伴二便失禁、出汗，持续约1分钟后意识恢复，无抽搐及舌咬伤，仍未去诊治。7天前心悸发作较之前频繁，遂就诊于当地医院，住院期间再次出现意识丧失，二便失禁，伴大汗，持续2分钟后自行恢复意识，当时测血压达240/110mmHg。既往高血压史19年，血压最高达240/110mmHg，规律应用硝苯地平缓释片20mg，每天2次，血压控制在140/90mmHg左右。近期无特殊用药史。否认糖尿病史、冠心病史，无输血史，无药物过敏史，否认吸烟、饮酒史。姐姐和弟弟均50岁前患高血压。

入院体格检查

患者体温为36.5℃，脉搏为85次/分，呼吸为18次/分，右上肢血压为145/83mmHg，左上肢血压为140/80mmHg。颈静脉无充盈，双肺呼吸音清，未闻及干湿啰音。心界不大，心率85次/分，节律整，各瓣膜听诊区未闻及杂音。

诊疗过程

入院时查血钾为4.2mmol/L，血尿常规、肝肾功能、血糖、血脂、甲状腺功能、B型脑钠肽、肌钙蛋白Ⅰ、D-二聚体均未见异常。超声心动图：左心房内径为38mm，右心室内径为21mm，室间隔厚度为8mm，左心室舒张末内径为47mm，左心室后壁厚度为8mm。心功能测定：FS为30%，EF为59%。左心室各节段运动未见异常。各瓣膜活动、回声、结构正常。二尖瓣、三尖瓣、主动脉瓣瓣口可见少量反流。左心室舒张功能降低。颈动脉超声、经颅多普勒超声、头颅磁共振、冠状动脉CT血管成像（CTA）未见异常。

入院时心电图（图32.1）：窦性心律，Ⅰ、aVL、Ⅱ、Ⅲ、aVF导联T波低平倒置，QT间期延长。QTc为643ms。

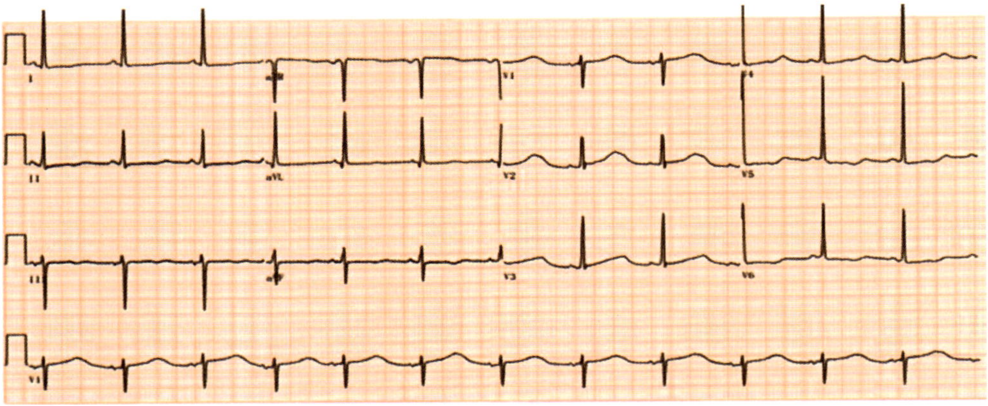

图32.1　入院时心电图。

24小时动态心电图（图32.2）：平均心率67次/分，2阵短阵室性心动过速（部分呈尖端扭转型），65个偶发房性期前收缩，5阵短阵房性心动过速，126个偶发室性期前收缩。

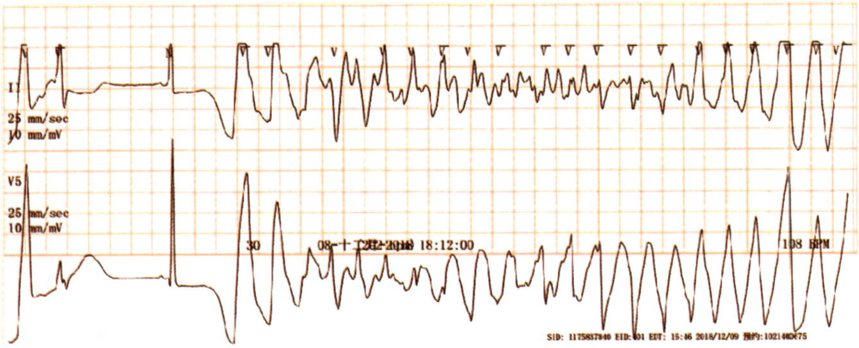

图32.2　24小时动态心电图显示为短阵室性心动过速（部分呈尖端扭转型）。

讨论与总结

患者为老年女性，阵发性心悸，发作性晕厥。有高血压家族史，心电图QT间期明显延长，24

小时动态心电图可见尖端扭转型室性心动过速，根据患者临床表现及辅助检查结果考虑患者为长QT综合征（LQTs）所致的心律失常性晕厥。LQTs包括获得性及先天性。获得性LQTs的常见病因为电解质紊乱、心肌缺血、药物因素等。先天性LQTs患者常有LQTs家族史或猝死家族史。该患者冠状动脉CTA未见明显异常，入院后血钾正常，无长期用药史，无LQTs家族史及猝死病史。综上，目前没有找到继发原因，考虑患者为先天性LQTs综合征。故对患者进行离子通道相关基因筛查。

初步诊断：心律失常-LQTs综合征，阵发性室性心动过速（部分呈尖端扭转型），高血压病3级（极高危）。

思考

老年女性反复晕厥前均有心悸症状，心电图呈LQTs，尖端扭转型室性心动过速，下一步治疗方案的选择

根据室性心律失常和心脏性猝死防治建议[1]，室性心律失常专家共识[2]，下一步治疗方案如下。I类推荐：既往有心脏性猝死史，推荐在应用β-受体阻滞剂的同时置入ICD；Ⅱa类推荐：长期应用β-受体阻滞剂时，仍有晕厥或室性心动过速发作，也应考虑置入ICD；Ⅱb类推荐：已有高危因素存在，可置入ICD作为心脏性猝死的一级预防。给予患者琥珀酸美托洛尔缓释片23.75mg，每天1次，3天，植入ICD（图32.3）。术后复查心电图，出院前起搏器频率提升至90次/分，联合琥珀酸美托洛尔缓释片47.5mg，每天1次。

心电图（图32.4）：QTc为560ms。

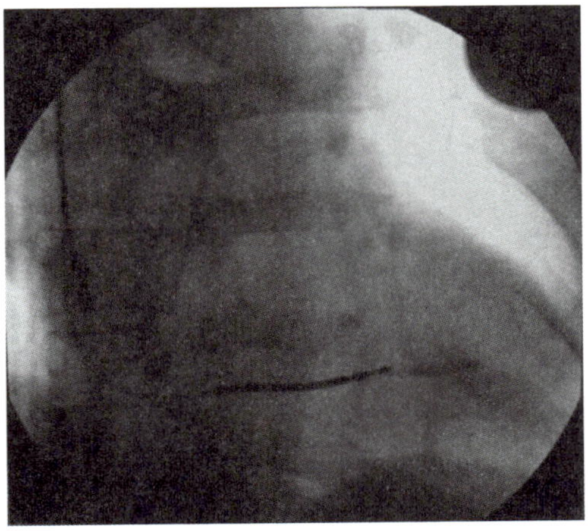

图32.3 患者行ICD植入术。

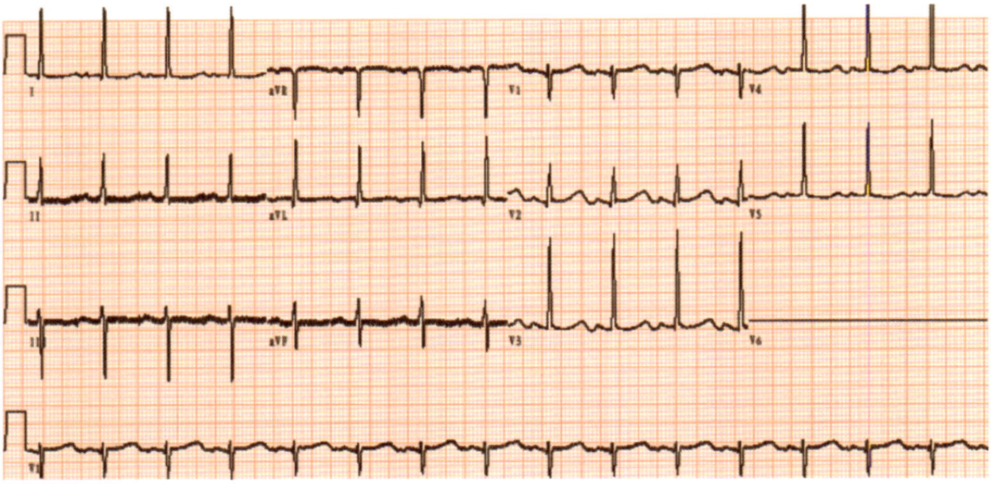

图 32.4　心电图 QTc 为 560ms。

1个月后患者行心脏离子通道基因检测回报，未见离子通道基因异常。已知目前有15种基因的突变与LQTs有关，大多数为钾、钠或钙电压依赖性离子通道的亚单位编码。基因筛查可发现75%的LQTs患者的致病突变。第二次入院：ICD术后10天，患者再次因为反复晕厥4次入院。10天之内，患者反复出现突发意识丧失、呼之不应，伴抽搐、牙关紧闭及二便失禁，持续约5分钟，自行缓解。发作前后无心悸、胸痛、头晕等症状。入院体格检查：血压为155/80mmHg，双肺未闻及干湿啰音，心率89次/分，心律齐，无杂音，腹部体格检查无异常，双下肢无水肿。

心电图(图32.5)：QTc为518ms。程控起搏器时患者突发意识丧失、呼之不应，伴抽搐、双眼

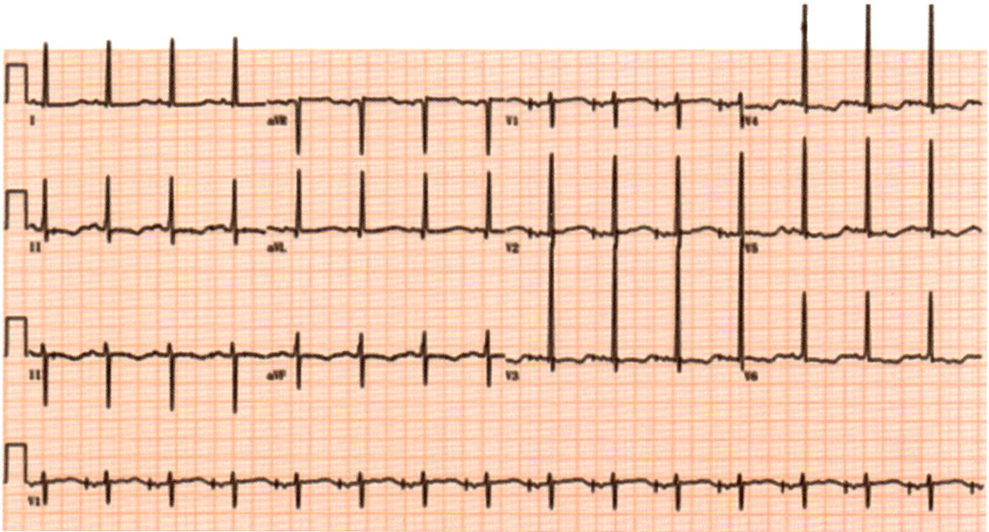

图 32.5　心电图 QTc 为 518ms。

球向右侧凝视、牙关紧闭及二便失禁，持续约5分钟，自行缓解。发作期间程控仪显示此时为DDD模式，心房、心室起搏感知功能未见异常，听诊心音正常，心率90次/分，节律规整，血压150/80mmHg。

患者再次晕厥的原因是什么？

24小时长程脑电图见图32.6。

异常脑电图（图32.6）：局灶性放电的脑电图特点（双颞、双额）。神经内科会诊意见：考虑存在痫性发作，再发癫痫可能性大，若发作频繁，可给予其抗癫痫药物（如开普兰0.25g，每天2次，口服，若无不适，一周后加量至0.5g，每天2次，口服）。

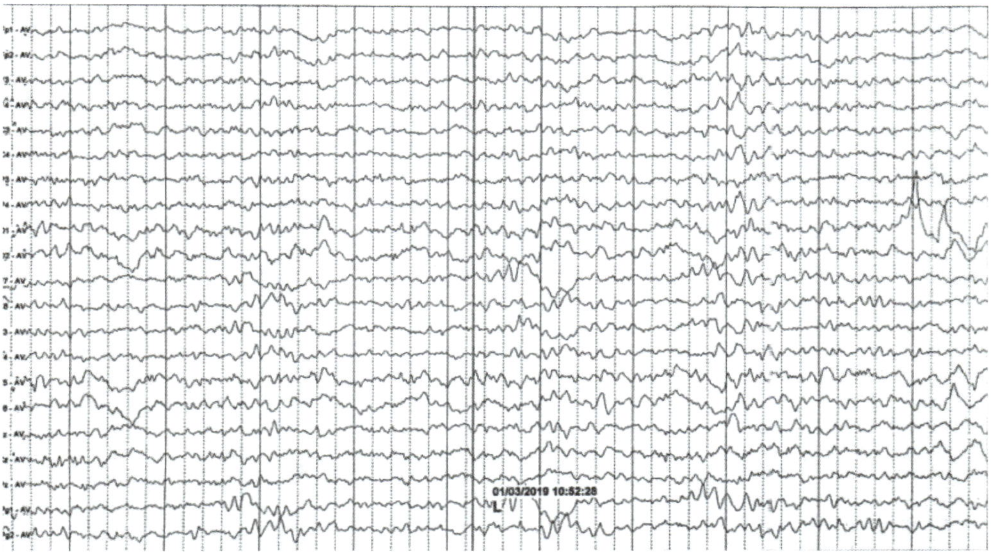

图32.6　24小时长程脑电图。

第3次入院，ICD术后30天，患者因心悸、起搏器频繁放电入院，放电时感胸部疼痛，伴鞭炮样声响，持续数秒钟。起搏器程控参数见图32.7。

ICD频繁放电的原因是什么？

植入ICD的LQTs24%~33%的患者都接受过放电治疗，其中43%~55%为正确治疗的恰当放电，余为不适当放电。导致不恰当放电的主要原因是T波过感知导致的双计数（35%）和心房颤动、阵发性室上性心动过速导致的误放电。该患者在起搏器调试后，住院期间仍反复出现心悸，未再次出现起搏器放电。将琥珀酸美托洛尔缓释片加量至47.5mg，每天2次。

	夺获	感知	导线阻抗
A	**0,75V @ 0,5ms** (双极) Ⓐ 0,5V @ 0,5ms (双极) 12 十二月 2018	**3,9mV** (双极) 22 十二月 Ⓐ 2,1mV (双极) 12 十二月 2018	**380 Ω** (双极) Ⓐ 410 Ω (双极) 11 十二月 2018
V	**未执行** 0,5V @ 0,5ms (双极) 12 十二月 2018	**6,8mV** (双极) Ⓐ 5,8mV (双极) 12 十二月 2018	**330 Ω** (双极) Ⓐ 380 Ω (双极) 11 十二月 2018
HV			**57 Ω** (右室至机壳) Ⓐ 57 Ω (右室至机壳) 11 十二月 2018

参数

				VT-1	VT-2	VF
模式	DDD	分区配置				
基本频率	90 min-1	检测标准		160 min-1	200 min-1	240 min-1
最大跟踪频率	120 min-1	治疗 **(已启用)**		ATP x3	ATP x3	ATP x1
起搏的 AV 间期	300 ms			10,0 J	15,0 J	36,0 J
感知的 AV 间期	275 ms			36,0 J	36,0 J	36,0 J
				40,0 J x2	40,0 J x2	40,0 J x4

夺获与感知	**心房**	**心室**
ACap™ Confirm/心室 AutoCapture	监测	关闭
脉冲振幅(范围)	2,5 V (3.3:1)	2,5 V
脉宽	0,5 ms	0,5 ms
AutoSense	打开	打开
感知灵敏度	自动 Ⓐ	自动 Ⓐ

诊断小结	自 10 十二月 2018
AP	99 %
VP	6,0 %
AMS 事件	2
模式转换	<1%
AT/AF 负荷	<1%

VT/VF 事件:7 自 12 十二月 2018	VT-1	VT-2	VF
事件	0	0	7
已发放 ATP	0	0	7
已发放电击	0	0	0
SVT 事件: 0			

图 32.7　起搏器程控参数。

第4次入院：ICD术后2个月，因阵发性心悸10余天，伴血压波动入院。心悸发作时伴有血压增高，当地医院就诊，将琥珀酸美托洛尔缓释片加量至95mg，每天2次，仍间断发作心悸，伴随血压显著增高、头痛及大汗。入院血压应用氨氯地平/缬沙坦（倍博特）1片（每天1次）控制尚可，心悸发作时血压显著增高，可达200/120mmHg，用硝普钠泵入控制。当地心电图提示房性心动过速。入院体格检查：血压为135/90mmHg，双肺呼吸音清，未闻及干湿啰音。心率77次/分，心律齐，各瓣膜听诊区未闻及额外心音及杂音。腹部平坦，腹软，全腹无压痛、反跳痛及肌紧张，肝、脾肋下未触及，腹部未闻及杂音。双下肢无水肿。复查心电图提示阵发性心房颤动（图32.8）。

患者反复房性心动过速、心房颤动伴血压波动，进一步完善哪些检查？

行全腹CT三期增强检查提示：L2~3椎体水平腹主动脉左旁见不规则团块样软组织密度影，边界清晰，大小约6.0cm×3.8cm×6.0cm，增强扫描动脉期明显不均匀强化，间质瘤可能性大（图32.9）。血清学检查提示：游离甲氧基去甲肾上腺素（NMN）2960pg/mL（正常区间<145 方法学LC-MS/MS）；游离甲氧基肾上腺素（MN）92.6pg/mL（正常区间<62 方法学LC-MS/MS）；游离NMN+MN 3052.6pg/mL（正常区间<207 方法学LC-MS/MS）。

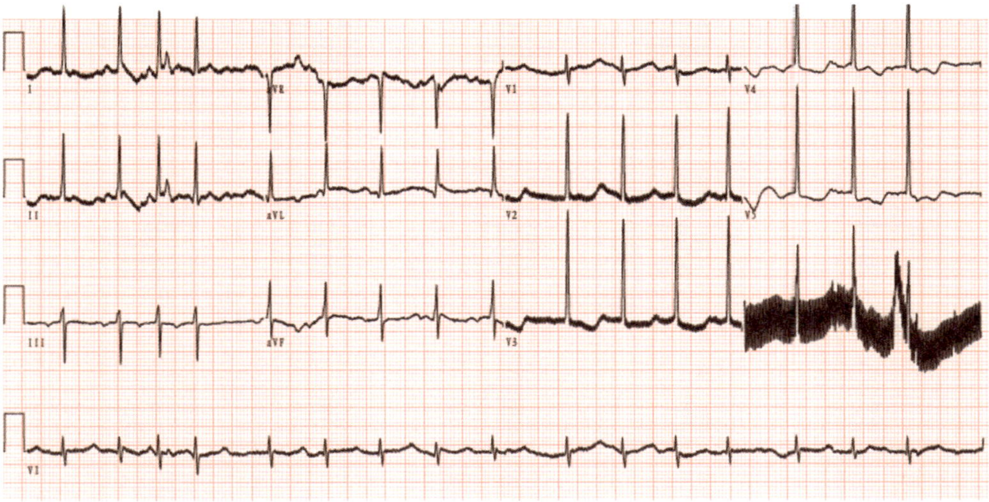

图 32.8　心房颤动。

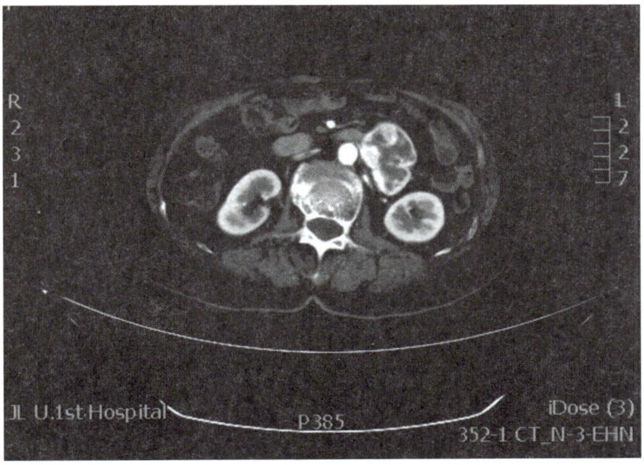

图 32.9　全腹 CT 三期增强。

治疗

根据定位诊断及血清学检查，支持副神经瘤诊断。术前准备：将琥珀酸美托洛尔缓释片逐步减量至23.75mg，每天2次；酚苄明10mg，每天3次；左乙拉西坦0.25g，每天2次。患者于外院全身麻醉下行剖腹探查术，术中探查见左肾上极内上方有鹅卵大小分叶状肿物，包膜完整，与周围组织器官界限清晰，完整切除肿物后患者突然出现持续性低血压，降至90/60mmHg以下，持续应用升压药物。术后病理：副神经节瘤。免疫组化：CgA(+)、SyN(+)、CD56(+)、NSE(+)、CK

(−)、Ki−67(1%+)、Inhibina(−)、CR(−)。良恶性难以鉴别，主要通过是否出现转移，以及与周围组织界限。

随访

术后随访发现，患者无发作性晕厥、心悸症状，ICD未再放电。逐渐减量抗痫药物，癫痫未再次发作。血压稳定，苯磺酸氨氯地平/缬沙坦1片，每天1次，血压控制在120/80mmHg。复查心电图QT间期恢复正常(图32.10)。

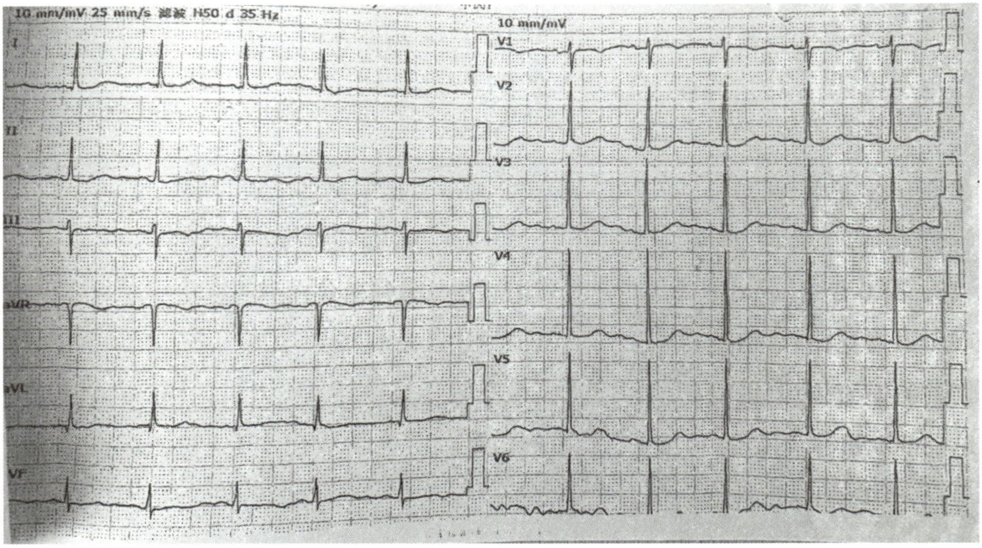

图32.10　随访心电图，QT间期恢复正常，QTc为452ms。

基础知识要点

1896年，病理学家Manasse发现铬盐可使发生于肾上腺髓质的肿瘤细胞染色为深棕色，故将此种肿瘤命名为嗜铬细胞瘤(PCC)。肾上腺外嗜铬细胞瘤病例是在1908年由Alezais首先报道的，并命名为副神经节瘤(PGL)。PCC和PGL是起源于神经嵴的肿瘤，分别起源于肾上腺髓质和肾上腺外的交感神经链，主要合成和分泌大量儿茶酚胺(CA)，如去甲肾上腺素(NE)、肾上腺素(E)及多巴胺(DA)，引起患者血压升高等一系列临床症候，并造成心、脑、肾等严重并发症。肿瘤位于肾上腺称为PCC，位于肾上腺外则称为嗜铬细胞瘤/副神经节瘤(PPGL)。PPGL分为家族性和散发性病例，部分散发PPGL病因不明。超过40%的恶性PPGL与SDHB的基因突变有关。对合并其他系统肿瘤且有PPGL表现的患者要高度警惕遗传性PPGL[3]。

PPGL多为良性，10%~17%为恶性。恶性PPGL不是依据生物学指标或细胞学特征来诊断的，而是以肿瘤浸润包膜或邻近组织，或非嗜铬组织有转移灶作为诊断依据的。肿瘤细胞较大，为不规则多角形，胞浆中颗粒较多；细胞可被铬盐染色。

PPGL临床表现可表现为阵发性或持续性高血压，或持续性高血压的基础上阵发性加重；约70%合并直立性低血压；少数患者正常；嗜铬细胞瘤可产生多种肽类激素，可引起一些不典型的症状，如面部潮红（舒血管肠肽、P物质）、面色苍白（神经肽Y）、腹泻（血管活性肠肽、血清素、胃动素）、便秘（阿片肽、生长抑素）、低血压或休克（舒血管肠肽、肾上腺髓质素）[4-5]。

本例患者以反复晕厥起病，在病程中先后出现长QT综合征、尖端扭转型室性心动过速、癫痫发作、室上性快速性心律失常和血压波动。所有事件是否可以用副神经节瘤一元论来解释呢？副神经节瘤释放大量儿茶酚胺可解释最初的尖端扭转型室性心动过速，该室性心动过速也不能除外为儿茶酚胺敏感性室性心动过速；后期发生的快速性房性心律失常和血压波动也为该病所致；患者癫痫发作考虑为儿茶酚胺导致的神经系统损伤，副神经节瘤导致的血压波动及大量儿茶酚胺释放引起的脑血管痉挛可导致痫性发作；而最初起病时心电图的长QT间期现象其实也是可用该病一元论解释的，大量儿茶酚胺释放会导致心肌损伤，就会引起心电图的QT间期延长，机制如同应激性心肌病。还有一个问题，该患者为什么会在短时间内接连出现儿茶酚胺大量释放导致的各种事件呢？回过头来反思，不除外与β-受体阻滞剂的应用和加量有关，最初β-受体阻滞剂美托洛尔的应用是为了控制QT间期和减少恶性室性心律失常，后期由于快速性室上性失常和血压增高又将美托洛尔逐渐加量到了每天190mg的剂量，大剂量的β-受体阻滞剂阻断了β-受体，反而增加了儿茶酚胺主要受体α-受体的作用，使该患者的副神经节瘤不断出现儿茶酚胺相关的事件。这个经验教训使我们更深刻地理解了PPGL药物治疗为什么要在应用α-受体阻滞剂的基础上，再应用β-受体阻滞剂。

总之，副神经节瘤可有多种危及生命的心血管疾病的表现，如高血压、心律失常（包括获得性长QT综合征）、心肌梗死、心力衰竭、心源性休克、心肌病。高血压伴反复痫性发作应警惕副神经节瘤。只要有副神经节瘤的蛛丝马迹，即应及时进行筛查，避免致命并发症的发生。

（杨娜　高明）

参考文献

[1] Martin K. Stiles, Arthur A. M. Wilde, Dominic J. Abrams, et al. 2020 APHRS/HRS expert consensus statement on

the investigation of decedents with sudden unexplained death and patients with sudden cardiac arrest, and of their families [J]. *J Arrhythm*, 2021, 37(3): 481–534.

[2] Edmond M. Cronin, Frank M. Bogun, Philippe Maury, et al. 2019 HRS/EHRA/APHRS/LAHRS expert consensus statement on catheter ablation of ventricular arrhythmias [J]. *J Arrhythm*, 2019, 35(3): 323–484.

[3] 嗜铬细胞瘤和副神经节瘤诊断治疗专家共识(2020版)[J]. 中华内分泌代谢杂志, 2020, 36(9): 737–750.

[4] Genetics, diagnosis, management and future directions of research of phaeochromocytoma and paraganglioma: a position statement and consensus of the Working Group on Endocrine Hypertension of the European Society of Hypertension[J]. *J Hypertens*, 2020, 38(8): 1443–1456.

[5] Comprehensive review of evaluation and management of cardiac paragangliomas[J]. *Heart*, 2020, 106(16): 1202–1210.

病例 33

心脏淀粉样变性合并肺动脉高压的心电图

病史介绍

患者女，51岁，因“呼吸困难1个月”入院。近期无特殊用药史。无糖尿病、冠心病病史，无输血史，无药物过敏史，否认吸烟、饮酒史。

入院体格检查

患者体温为36.5℃，脉搏为85次/分，呼吸为18次/分，右上肢血压为145/83mmHg，左上肢血压为140/80mmHg。颈静脉无充盈，双肺呼吸音清，未闻及干湿啰音。心界不大，心率85次/分，节律整，各瓣膜听诊区未闻及杂音。

诊疗过程

心电图（ECG）显示窦性心律，心率为65次/分，左前分支阻滞，V1~V3导联R波递增不良，以及非特异性T波和ST段改变（图33.1）。超声心动图显示右心室增大，右心室27mm，左心室腔直径正常，舒张末期心室大小为42mm，射血分数为64%。左心房（42mm）和右心房（48mm）均增大。左心室舒张功能不全（二尖瓣E波速度0.99m/s，A波1.28m/s，E/E’>15）。超声心动图显示，肺动脉压为51mmHg，存在严重的肺动脉高压。心脏超声肺动脉高压的常用定义是肺动脉收缩压>35mmHg，静息时平均值>25mmHg或运动时平均值>30mmHg。彩色多普勒显示二尖瓣和肺

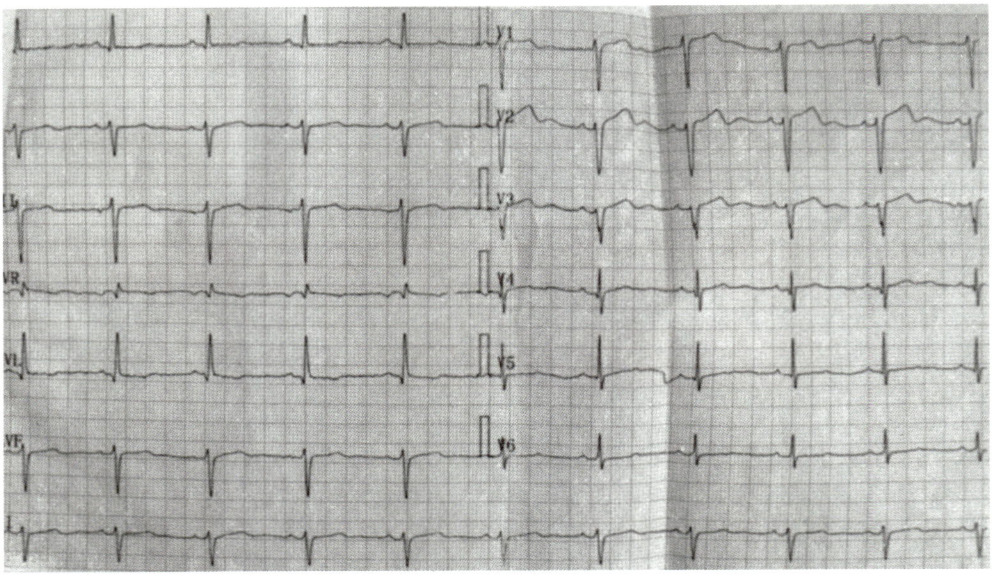

图 33.1 入院时心电图:窦性心律,心率为65次/分,左前分支传导阻滞,V1~V3导联R波递增不良,以及非特异性T波低平和ST段改变。

动脉瓣有轻度反流。此外,三尖瓣中度反流(三尖瓣反流面积为7.8cm²)。血浆NT-proBNP升高至3780pg/mL。患者出现呼吸困难加重,阵发性夜间呼吸困难,无法平卧。

进一步评估患者肺动脉高压的潜在病因。肺动脉CTA显示没有肺栓塞或间质性或其他肺部疾病。患者的肺功能检测为阴性,否认肺动脉高压、睡眠呼吸暂停和过早死亡的家族史。此外,门静脉超声和肝脏扫描无门静脉高压的迹象。患者的血清学检测结果提示HIV阴性。患者拒绝右心导管检查。根据超声心动图检查结果,该患者被诊断为肺动脉高压。射血分数保留型心力衰竭患者肺动脉高压是最复杂的情况。在没有右心导管插入术的情况下,我们无法明确区分特发性肺动脉高压(1型肺动脉高压)和继发于左心疾病的肺动脉高血压(2型肺动脉高血压),该病例中,患者服用了磷酸二酯酶抑制剂(西地那非20mg,每天3次)和利尿剂(呋塞米20mg,每天2次;螺内酯20mg,每天3次),随后右心衰的体征和症状有所改善,肺动脉压略有下降。

病情演变

然而,患者在首次入院11个月后再次入院,患者出现呼吸困难恶化、阵发性夜间呼吸困难和无法平卧。超声心动图显示新出现的左心室肥大(间隔和左后壁厚度均为12mm)。NT-proBNP从3780pg/mL升高到7910pg/mL。心电图显示左前分支阻滞、新发左束支阻滞、I和aVL导联ST段压低,以及I、aVL和V4~V6导联T波倒置(图33.2)。

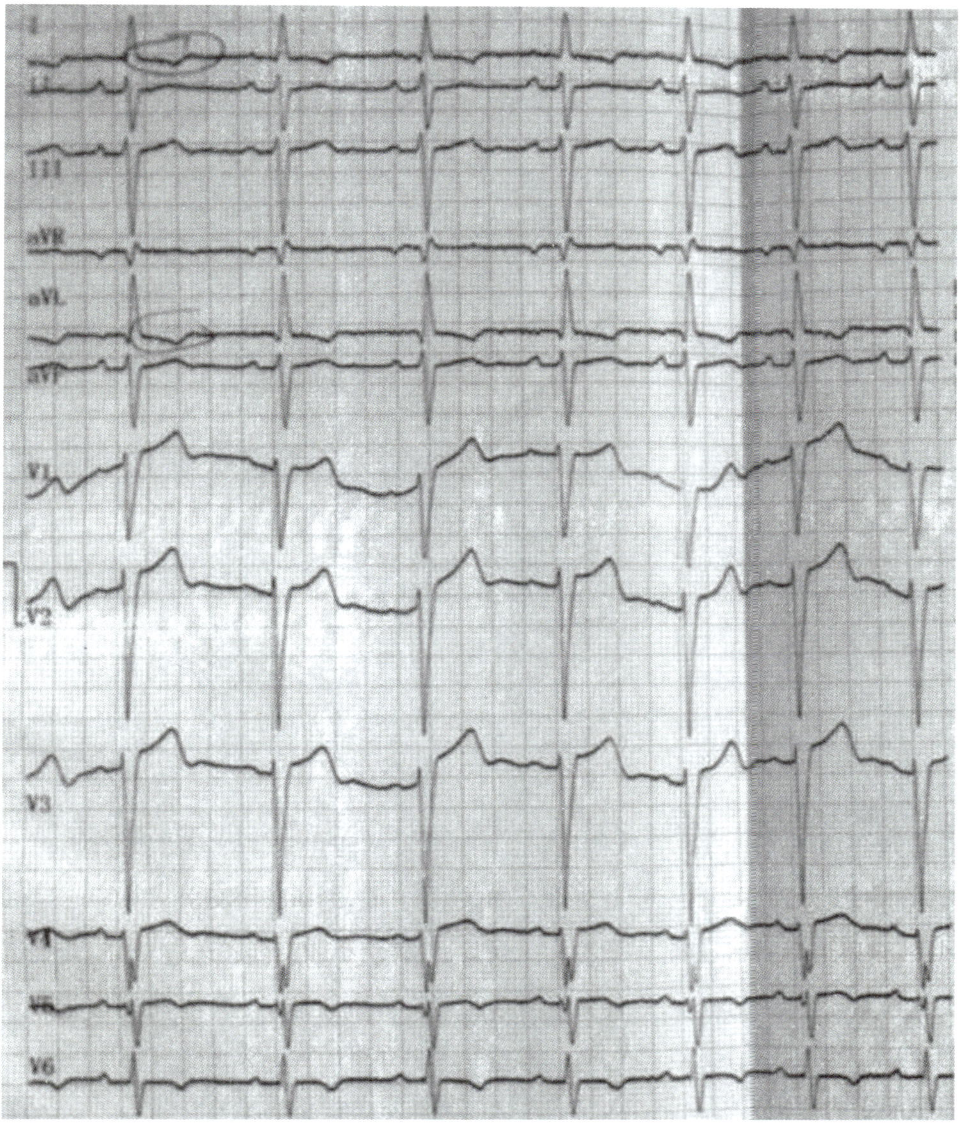

图33.2　左前分支阻滞、新发左束支阻滞、I和aVL导联ST段压低，以及I、aVL和V4~V6导联T波倒置。

10个月后（首次入院21个月后），患者因呼吸系统状况继续恶化而入院。NT-proBNP升高至11 600pg/mL。超声心动图显示收缩功能障碍恶化，超声心动图发现进行性左心室肥大（间隔和左后壁厚度分别为14mm和13mm）。此外，还观察到严重的三尖瓣反流（13.2cm^2）和较高的肺动脉压（58mmHg）。心电图显示心房颤动，左束支传导阻滞，V1~V3寻联ST段抬高，I、aVL和V4~V6导联T波倒置（图33.3）。

6个月后（首次入院27个月后），患者再次出现纽约心功能Ⅲ级心刁衰竭症状。24小时动态心电图显示心房颤动伴快速心室反应、完全性左束支阻滞、一度房室传导阻滞、莫氏Ⅰ型二度房室传导阻滞和室性期前收缩。超声心动图显示进行性心房增大(左心房直径为51mm,右心房直径为52mm)。患者的收缩功能障碍同时也在恶化(射血分数为48%)。心室壁发现具有特征性的闪光,具有颗粒状结构。血清轻链分析显示λ轻链378mg/L,κ/λ改变为22/378。在尿液中未检测到λ和κ轻链。心脏磁共振成像(MRI)显示疑似延迟性心内膜下钆增强。刚果红染色的心肌样本呈阳性,但脐周脂肪抽吸物,以及舌、牙龈和骨髓样本均呈阴性。根据Mayo 2012年的分期系统,患者最终被诊断为Ⅲ期AL淀粉样变性伴心脏受累。这例患者肺动脉高压最可能的原因是肺血管系统中淀粉样蛋白沉积。

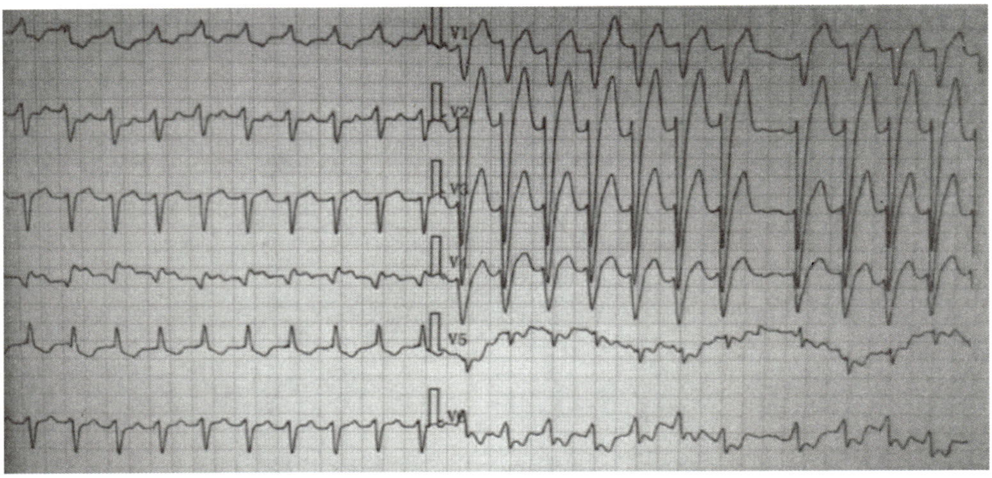

图33.3 心房颤动,左束支阻滞,V1~V3导联ST段抬高,I、aVL和V4~V6导联T波倒置。

治疗

患者的治疗计划是接受3个周期的化疗,包括环磷酰胺/硼替佐米/地塞米松(CyBorD)。在每个35天疗程的d1、d5、d15和d22给药硼替佐米[1.3mg/(sqm·d)]和环磷酰胺(300mg/d),在d1、d2、d8、d9、d15、d16、d21和d22给予地塞米松(20mg/d)。但在第一个周期治疗后1天,患者因心搏骤停而出现心肺骤停,经过短暂的心肺复苏后,自主循环迅速恢复。第2天患者经历了4次心搏骤停,在每一次心肺复苏后都恢复了自主循环。故植入起搏器解决反复心搏骤停,起搏心电图如图33.4所示。超声心动图显示心房扩大和收缩功能障碍恶化(射血分数为48%)。目前尚不清楚CyBorD与心搏骤停之间是否存在因果关系。然而,患者拒绝再接受CyBorD治疗心脏淀粉样变性。患者在首次入院5年后死亡。

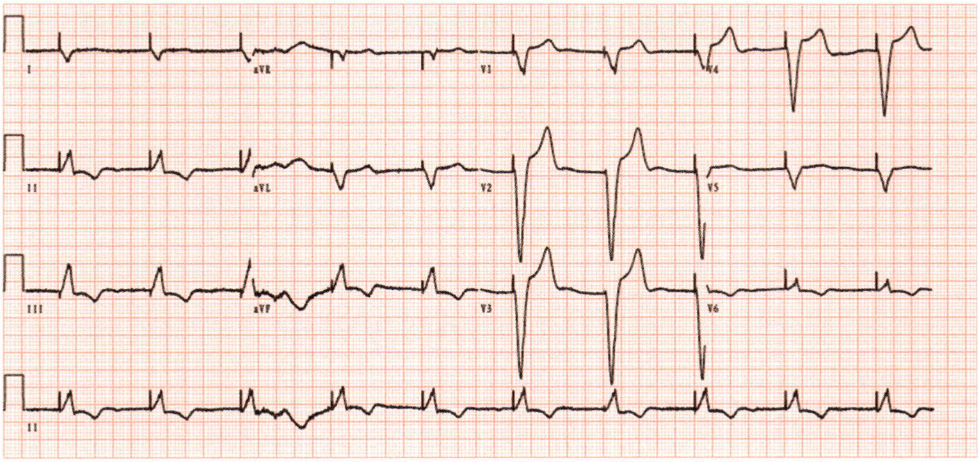

图 33.4　植入起搏器的心电图。

讨论与总结

心脏淀粉样变性是一种罕见的疾病，患者在出现非特异性症状和确诊淀粉样变性之间经常会出现明显的延迟。肺动脉高压很少被报道，当存在时，通常与进行性疾病有关，如心脏淀粉样蛋白继发的充盈压升高。尽管此患者最初表现为肺动脉高压，但2年后才发现患有AL淀粉样变性并累及心脏。

超声心动图是诊断肺动脉高压的常用方法。超声心动图提供了对肺动脉收缩压的估计。然而，肺动脉高压的明确诊断需要通过右心导管检查直接测量肺动脉压。通常，在较低的压力范围内通过超声心动图获得的压力与通过导管插入术获得的压力相似。根据美国国立卫生研究院的标准，静息时平均肺动脉压≥25mmHg（运动时>30mmHg）是诊断肺动脉高压的标准。

在原发性淀粉样变性患者中，肺动脉高压最常见的病因是淀粉样蛋白沉积或弥漫性肺病引起的左侧限制型心肌病。肺淀粉样变性很少引起症状，尽管在支气管镜肺活检中很常见。肺部受累的主要模式是气管、支气管或实质，后者在放射学上被进一步分类为孤立/多发结节性实质或弥漫性肺泡间隔疾病。气管支气管型是呼吸道淀粉样变性的一种常见形式，淀粉样蛋白存在于上皮下间质组织中，通常围绕气管支气管和腺泡。结节性实质淀粉样变性是罕见的，淀粉样蛋白通常只存在于结节周围的肺泡间质。弥漫性实质型是最不常见的呼吸道淀粉样变性，淀粉样蛋白存在于小血管介质和实质间质中。淀粉样蛋白沉积引起的血管阻塞被认为是肺血管阻力增加的原因。淀粉样蛋白在血管壁的沉积可导致内皮功能障碍。异常内皮细胞表达较低水平的一氧化氮合酶和环氧合酶与血管内皮细胞损伤相关，并促进血管收缩和平滑肌增殖。类似机制可能在肺部疾病中起作用，导致血管收缩和肺动脉高压，即使在没有严重血管内淀粉样蛋白沉积的情况下也是如此。肺血管阻力的增加需要更高的肺动脉压来维持相同的右心室输出量，最终导致肺动脉高压。

淀粉样变性患者的肺动脉高压治疗可能具有挑战性。利尿剂和血管舒张剂，以及钙通道阻滞剂通常是治疗肺动脉高压患者的合适疗法。然而，淀粉样变性患者经常出现直立性低血压，无法耐受成功治疗所需的高剂量。在过去20年中出现的肺动脉高压特异性药物主要集中于通过内皮、前列环素和一氧化氮途径靶向潜在的复杂病因。PDE 5型抑制剂，如西地那非，是一类用于通过抑制cGMP降解来延长NO/cGMP信号生理作用的药物。西地那非被批准用于治疗肺动脉高压，在世界卫生组织功能性Ⅱ类和Ⅲ类（WHO-FC）中为Ⅰ类适应证，在WHO-FC Ⅳ患者中为Ⅱa类适应证。然而，肺动脉高压特异性药物不建议用于治疗与左心疾病相关的肺动脉高压。自2013年以来，已经在与左心疾病相关的肺动脉高压患者中完成了几项随机对照试验，未观察到对平均肺动脉压的主要终点的影响。治疗原则总是与潜在的疾病有关。该患者首先接受西地那非治疗；然而，症状仍在逐渐发展，这与之前的研究一致。但从此病例研究中很难确定临床恶化是否与西地那非的使用有关。AL淀粉样变性的治疗干预仍然存在争议。最终治疗方案包括停止产生负责淀粉样蛋白形成的副蛋白。

CyBorD的治疗组合已显示出早期前景，许多患者的血清学反应率很高，是一线治疗。不幸的是，此患者在CyBorD化疗期间发生心搏骤停。因此，患者拒绝接受CyBorD的进一步治疗，并且在治疗驱动淀粉样蛋白沉积的潜在过程后，我们没有观察到肺动脉高压的任何变化。

（杨娜　高明）

参考文献

[1] Barnett CF, Alvarez P, Park MH. Pulmonary Arterial Hypertension: Diagnosis and Treatment[J]. *Cardiology clinics*, 2016, 34: 375-389.

[2] Simonneau G, Montani D. Haemodynamic definitions and updated clinical classification of pulmonary hypertension [J]. *Eur Respir J*, 2019, 53(1): 1801913.

[3] Dodson MW, Brown LM, Elliott CG. Pulmonary Arterial Hypertension[J]. *Heart Fail Clin*, 2018, 14: 255-269.

[4] Hansen L, Burks M, Kingman M, et al. Volume Management in Pulmonary Arterial Hypertensicn Patients: An Expert Pulmonary Hypertension Clinician Perspective[J]. *Pulmonary Therapy*, 2018, 4: 13-27.

病例 34

膀胱癌合并急性心肌梗死

病史介绍

患者男，85岁，因"恶心4天，发热1天"入院。患者于入院4天前无明显诱因出现恶心，伴有周身乏力，无其他明显特殊不适，未予以系统诊治。入院1天前患者出现发热，测体温为37.5℃，恶心较之前加重，伴周身乏力，当天就诊于我院急诊。查血常规：白细胞计数为13.82×10⁹/L，中性粒细胞百分比为76.2%，血红蛋白为126g/L，血小板计数为266×10⁹/L。心肌酶：肌酸激酶为92U/L，肌酸激酶同工酶为4.3U/L。予以头孢地嗪抗感染，辅以抑酸、止吐、补液等治疗。患者既往有高脂血症、陈旧性脑梗死、2型糖尿病病史；5个月前确诊为膀胱恶性肿瘤，进行经尿道膀胱肿瘤电切术，术后规律行膀胱卡介苗灌注，至今共灌注6次；5个月前接受萨善利单抗治疗（28天/周期），至今共接受6周期；主诉4个月前开始出现周身乏力，程度逐渐加重，近10天以来周身乏力明显，未予以系统诊治。41年前因精原细胞瘤在外院行手术治疗（具体不详）。

入院体格检查

患者体温为37.2℃，脉搏为91次/分，呼吸为21次/分，血压为129/73mmHg。结膜红润，口唇干燥，双肺呼吸音清，未闻及干湿啰音，心率91次/分，心律齐，心音有力，各瓣膜听诊区未闻及病理性杂音。双下肢无水肿。

辅助检查

入院12导联ECG见图34.1。

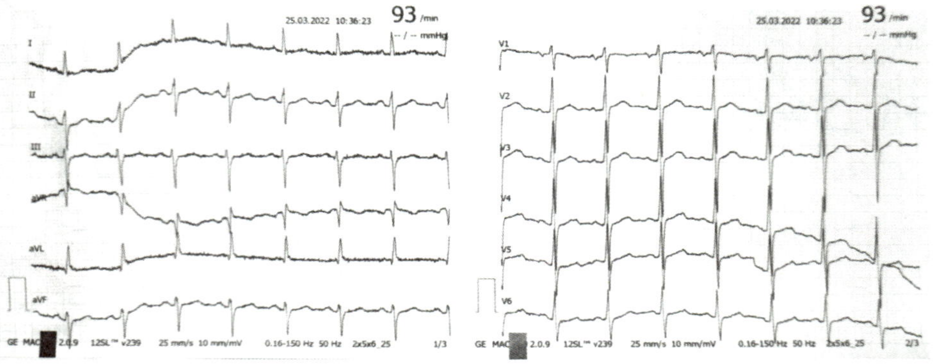

图 34.1 入院时心电图：窦性心律，心律齐，心率为93次/分，未见ST-T改变。

治疗经过

患者急性发热，化验显示血象升高，考虑诊断为感染性发热，予以抗感染等对症治疗。患者入院后14天无明显诱因突发胸痛，伴胸闷、憋气，血压为147/77mmHg，心率73次/分；化验显示肌钙蛋白I为0.031ng/mL，肌酸激酶为32.0U/L，肌酸激酶同工酶为15.6U/L；复查心电图较之前有明显动态改变，转往心脏内科行进冠状动脉造影术，术中提示：右冠状动脉第二屈膝部可见动脉粥样硬化斑块破裂，并行冠状动脉内血管超声检查，明确斑块破裂基础上合并血栓形成，前向血流低于TIMI3级，进行血栓抽吸，患者症状缓解。

胸痛发作时12导联ECG见图34.2。

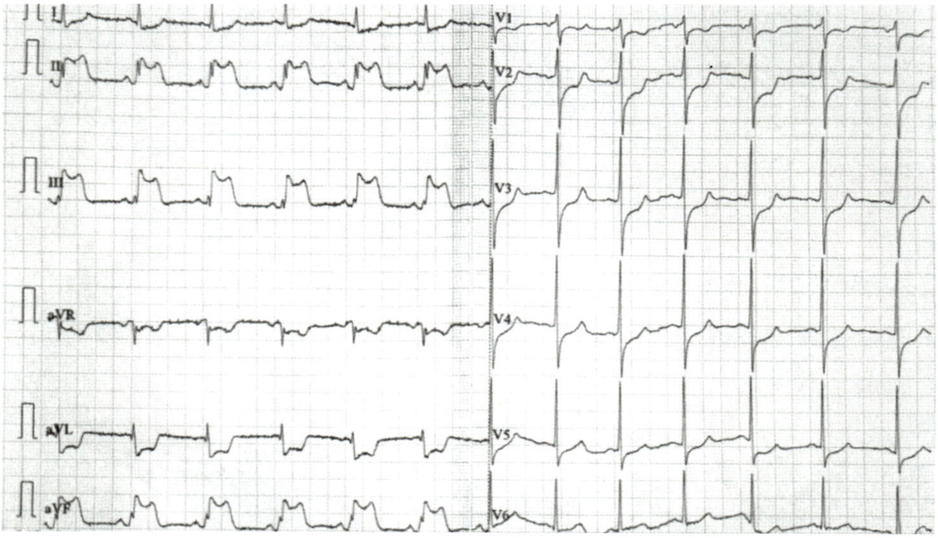

图 34.2 胸痛时心电图显示：窦性心律，下壁导联ST段抬高，Ⅱ导联抬高0.5mV，Ⅲ、aVF导联抬高0.7mV，侧壁及胸前导联ST段压低0.1~0.5mV。

冠状动脉造影术见图34.3。

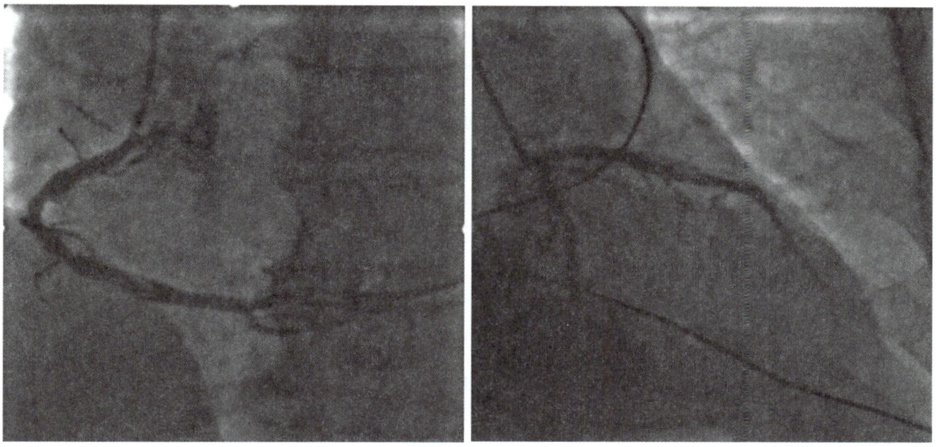

图34.3 冠状动脉造影术：右冠状动脉第二屈膝部可见动脉粥样硬化斑块破裂。

血管内超声见图34.4。

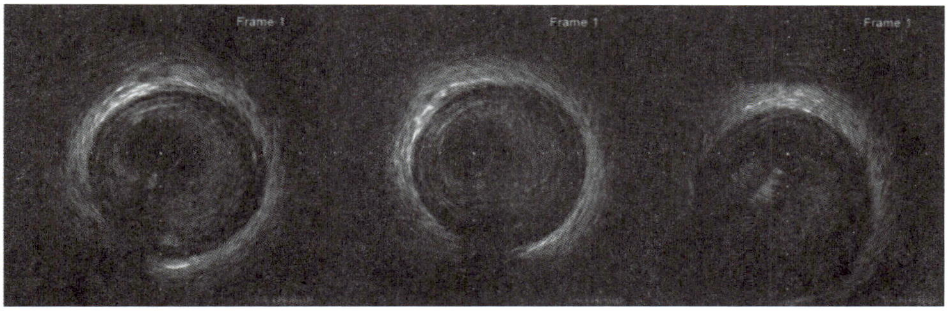

图34.4 血管内超声：冠状动脉粥样硬化斑块破裂，冠状动脉片状夹层，继发血栓形成并自溶。

冠状动脉造影术后心电图见图34.5。

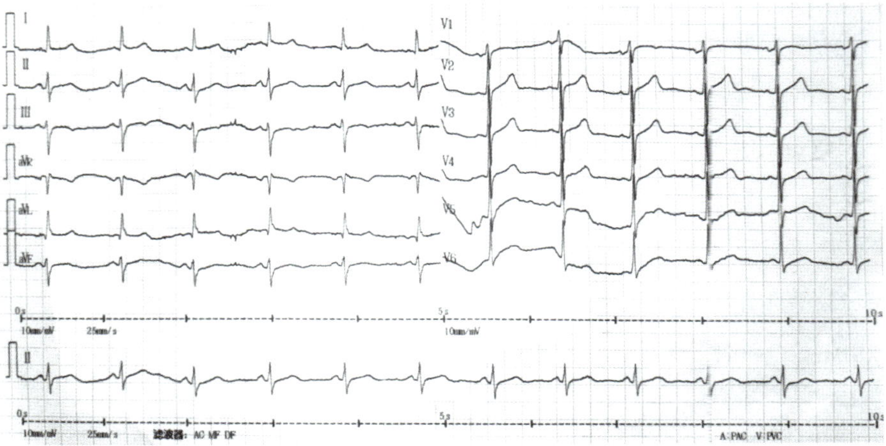

图34.5 冠状动脉造影术后心电图：窦性心律，下壁、侧壁、前胸ST段均回落至基线。

转归

患者术后症状缓解，规律复查心电图提示窦性心律，未见ST-T改变，予抗血小板、扩张冠状动脉、调脂、抑酸、保肝等治疗后，患者病情好转出院。

讨论与总结

癌症和心血管疾病具有共同的危险因素，而且常常共存，尤其见于老年患者。接受积极治疗的癌症患者可能暴露于多种潜在的心脏毒性药物，导致以下心血管事件，如左心室收缩功能障碍、心力衰竭、心律失常、高血压或急性静脉和动脉血管不良事件[1]。

急性冠脉综合征（ACS）是治疗中一种罕见的心血管并发症。一项纳入22例肺癌相关ICI试验的荟萃分析表明，ICI相关心肌梗死的发生率为1%。具体机制可能如下：首先，T细胞活性与动脉粥样硬化斑块稳定性之间存在关联，由于斑块T细胞中PD1水平升高，ICI治疗可能激活这些T细胞，从而加重动脉粥样硬化性疾病，可能导致心脏缺血事件；其次，ICI相关炎症可能导致斑块纤维帽破裂，导致急性心肌梗死；此外，PD1抑制剂治疗后导致ST段升高的冠状动脉痉挛也是ICI相关急性心肌梗死的机制之一，然而，冠状动脉痉挛的确切机制尚不清楚，可能与全身性炎症反应综合征有关；最后，在没有动脉粥样硬化的情况下，T细胞介导的冠状血管炎是ICI相关急性心肌梗死可能机制之一，但尚未有报道[2-3]。

ICI相关心肌梗死的临床表现是典型的急性冠脉综合征，通常以持续胸痛伴肌钙蛋白升高、心电图改变和超声心动图上的局部心室壁运动异常为特征。急性冠脉综合征的心电图异常包括ST段抬高或降低和新出现的T波倒置。冠状动脉造影可明确诊断严重的冠状动脉疾病。本例患者出现胸痛时查肌钙蛋白未见明显升高，考虑与发作时间窗有关，根据患者急性胸痛临床表现及心电图改变考虑不除外急性冠脉综合征，行冠状动脉造影明确诊断。ICI相关心肌梗死管理的关键要素是，在开始抗癌治疗之前对心脏毒性风险进行分层，密切跟踪高危患者，多学科团队讨论最佳患者管理[2-3]。

本例患者接受ICI治疗6周期后出现急性心肌梗死，结合病史、临床表现及辅助检查结果，不除外ICI相关不良事件，经冠状动脉造影术明确，进行血栓抽吸后患者症状缓解，随访远期预后良好。

（宋文华　陈子良　刘彤）

参考文献

[1] Li C, Bhatti SA, Ying J. Immune Checkpoint Inhibitors-Associated Cardiotoxicity[J]. *Cancers (Basel)*, 2022, 14(5): 1145.

[2] Zito C, Manganaro R, Ciappina G, et al. Cardiotoxicity Induced by Immune Checkpoint Inhibitors: What a Cardio-Oncology Team Should Know and Do[J]. *Cancers (Basel)*, 2022, 14(21): 5403.

[3] von Kemp B, Halvorsen S, Nohria A. The new 2022 ESC Guidelines on Cardio-oncology and their impact on the Acute Cardiovascular Care Society[J]. *Eur Heart J Acute Cardiovasc Care*, 2022, 11(11): 844-849.

病例 35

梨状肌软骨肉瘤右心室转移

病史介绍

患者女，49 岁，3 年前诊断为右侧梨状肌小细胞恶性肿瘤，两肺转移，右心室转移，后应用信迪利单抗与尼罗替尼免疫联合靶向治疗，治疗期间曾出现甲状腺功能减退、高血压、肝囊肿、肝血管瘤、慢性结石性胆囊炎等疾病。本次因“2 天前出现气短、咳嗽，不能平卧，咳白色痰液”就诊。

入院体格检查

患者血压为 98/71mmHg。双肺呼吸音粗，双肺底未闻及明显干湿啰音，心率为 98 次/分，心律齐，第二心音亢进。

辅助检查

12 导联 ECG 见图 35.1。

心电图（图 35.1）：窦性心律，心律齐，心率为 73 次/分，完全性右束支传导阻滞，频发室性期前收缩，电轴−30°，V4、V5 导联 T 波低平。

经胸超声心动图（图 35.2）：左心房内径为 26mm，左心室内径为 42mm，EF 为 46%，右心室内实性占位，室间隔及左心室下、后壁运动降低，左心室收缩、舒张功能轻度降低。

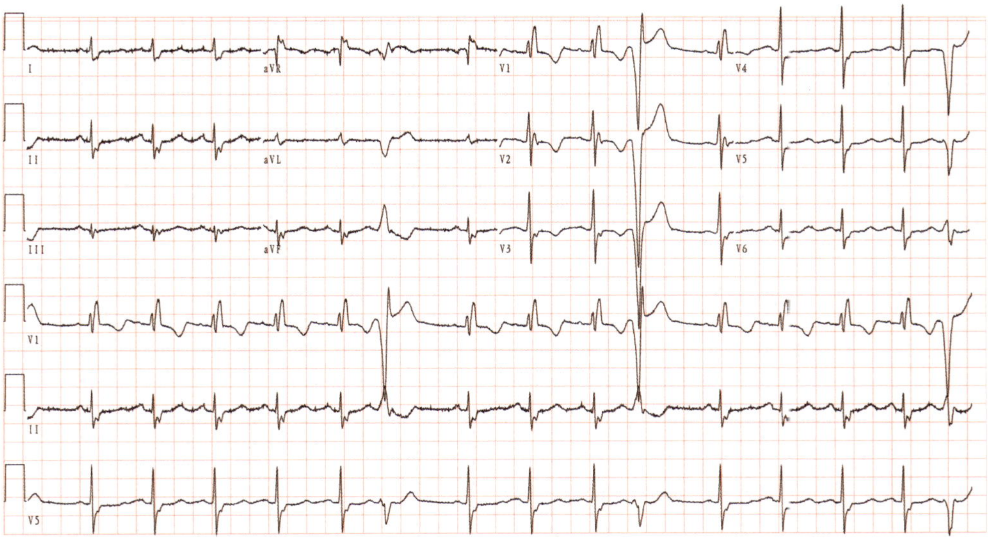

图 35.1　12 导联静息心电图。

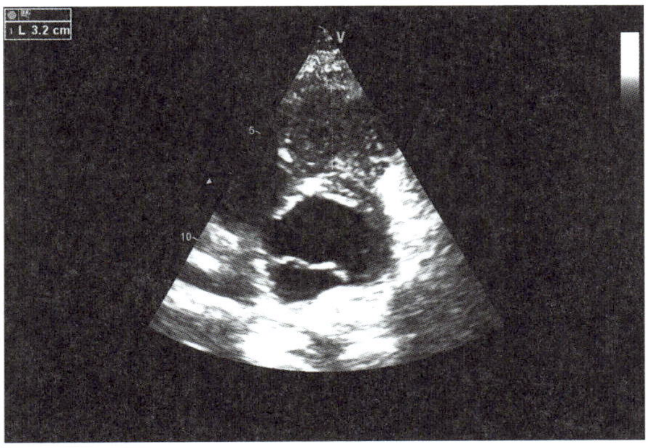

图 35.2　经胸超声心动图。

治疗经过

患者1年前心电图(图35.3)为窦性心律,ST-T未见异常,心电图为正常心电图。本次患者心电图进展为完全性右束支传导阻滞,室性期前收缩。室性期前收缩在V1~V5导联呈QS型,符合右心室来源。心电监护可见室性心动过速。动态心电图频发室性期前收缩(图35.4),考虑与右心室转移浸润有关。予以利尿、抗心力衰竭、降压、降脂及改善心室肌重塑等治疗,并继续应用免疫联合靶向治疗。

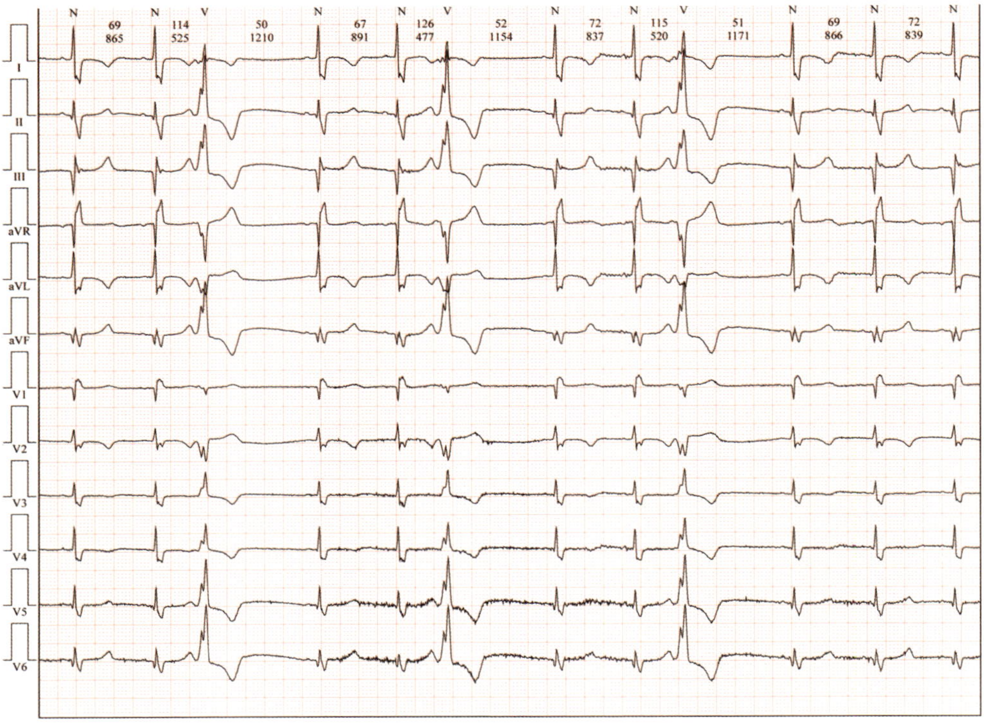

图 35.4　动态心电图片段。

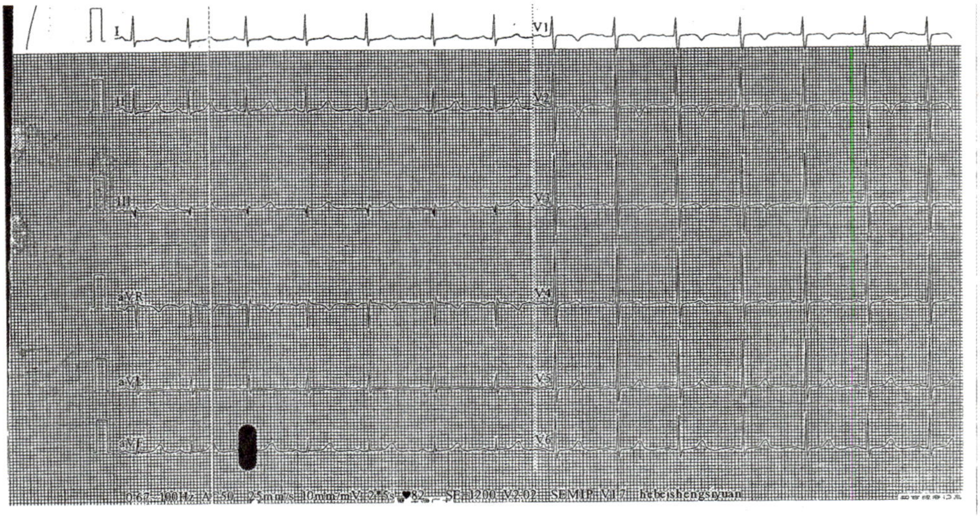

图 35.3　患者 1 年前 12 导联心电图。

讨论与总结

心脏肿瘤包括转移瘤和原发肿瘤，原发心脏肿瘤中多为良性，发生部位可位于右心、左心、室间隔、心包、瓣膜、肺动脉等[1]。

软骨肉瘤是一种较为常见的骨恶性肿瘤，常在多次复发后发生转移。恶性肿瘤器官转移通常提示预后差，心脏转移较常见于乳腺癌、淋巴瘤等，软骨肉瘤心脏转移较为罕见，主要通过血行转移，可通过超声评估肿瘤侵占情况并评估心脏功能[2]。心脏转移瘤临床表现因原发肿瘤及侵及心脏的位置、范围而不同，可导致充血性心力衰竭、心脏压塞等。心电图可见各种心律失常：窦性心动过速、心房颤动、心房扑动、期前收缩、室性心动过速、房室传导阻滞、室内传导阻滞、心室预激、ST-T改变等[3-5]。当肿瘤侵及右心房时可发生窦房结功能障碍，心电图表现为窦性停搏、窦房传导阻滞等；当侵及房室结时除了可表现为房室传导阻滞外，可引起类室间隔肥厚的心电图表现，如左心室高电压、多导联异常Q波、QRS波时限增宽、ST-T改变等，某些心脏转移瘤可引起ST段抬高，已被误诊为急性冠脉综合征[6]。

另外，免疫检查点抑制剂存在心脏毒性作用，可表现为心肌炎、心包疾病、心肌梗死、非炎症性的左心室功能损害、心律失常等，尤其对室性心律失常易感性增加[7-8]。可表现为急进性，在经ICI治疗后的几天或几周内急速进展；亦可表现为慢性疾病长期存在，最终导致心血管疾病发病率和死亡率的显著增加[9]。

本例患者为软骨肉瘤心脏转移，转移瘤侵及右心室，且长期接受免疫检查点抑制剂治疗，两者共同作用导致心脏功能减退及室性心律失常。患者从最初的正常心电图进展为完全性右束支传导阻滞，频发右心室起源的室性期前收缩，短阵室性心动过速，心脏超声左心室射血分数进行性下降，考虑与转移瘤侵及心室有关。

（王妍　刘凝华　耿旭红）

参考文献

[1] 李江涛，谢晓东，刘永恩，等．右股骨软骨肉瘤术后心脏转移1例[J]. 医学影像学杂志，2006，16（12）：1287-1287.

[2] 范巍．恶性肿瘤心脏转移的心电图改变[J]. 临床医药文献电子杂志，2018，5（45）：119，121.

[3] 王爱新，高谦，陈志红．心脏转移性肿瘤患者超声心动图[J]. 中国老年学杂志，2018，38（17）：4143-4145.

[4] Roeltgen D，Kidwell CS. Neurologic complications of cardiac tumors[J]. *Handb Clin Neurol*，2014，119：209-222.

[5] Lyon AR Yousaf N, Battisti N, et al. Immune checkpoint inhibitors and cardiovascular toxicity [J]. *Lancet On col*, 2018, 19(9): e447-458.

[6] Pohl J, Mincu RI, Mrotzek SM, et al. ECG Changes in melanoma patients undergoing cancertherapy-data from the ECoR Registry[J]. *J Clin Med*, 2020, 9(7): 110.

[7] Han D, Dong J, Li H, et al. Cardiac adverse events of PD-1 and PD-L1 inhibitors in cancer protocol for a systematic review and network meta-analysis: A protocol for systematic review[J]. *Medicine (Baltimore)*, 2020, 99(5): e18701.

[8] 石琳,黄美容,刘春晓,等. 儿童心脏肿瘤 136 例中长期随访[J]. 中华实用儿科临床杂志, 2015, 30(15): 1168-1171.

[9] 黄瑞燕. 放化疗后心肌损伤合并心脏肿瘤误诊冠心病一例[J]. 实用心电学杂志, 2015, 24(4): 301-304.

病例 36

肺癌患者伴心房颤动合并室性并行心律

病史介绍

患者男,61岁,3个月前出现咳嗽、咳痰症状,胸部CT可见左肺下叶结节,恶性待排。既往高血压病史2年余,未服药控制,糖尿病病史10年余,糖尿病肾病2年,服用二甲双胍控制,因有新发脑梗死,且血压血糖控制不佳,建议先进行内科治疗,择期再进行肺结节手术治疗。现今因"心慌2天,加重1天"再次入院。患者多次出现无明显诱因的心慌,不伴有胸闷、气短、头晕、黑矇、恶心、呕吐等。

入院体格检查

患者神志清楚,精神尚可,偶有咳嗽咳痰,饮食正常,睡眠正常,二便正常,双下肢轻度水肿。心前区无隆起,心尖冲动不明显,心律不规则,心音强弱不等。

辅助检查

心电图

①心房颤动;②室性期前收缩;③ST-T改变;④建议进行动态心电图检查(图36.1)。

心电图:无窦性P波,代之以心房颤动波,RR间期绝对不等,电轴无偏移。图中最后一个

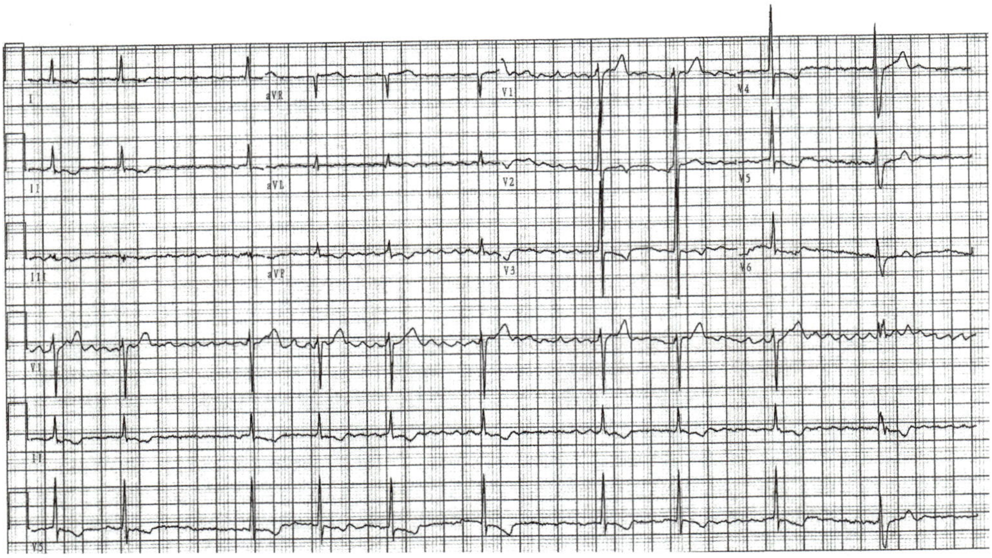

图 36.1 心房颤动，室性期前收缩，ST-T改变。

QRS波时限增宽，形态与其他心搏波形不同，V1、V2导联主波向上伴R波切迹，与前一心搏的RR间期1.12s，不符合差传的条件，诊断为室性期前收缩。

心房颤动伴差异性传导是心房颤动中的常见现象，与室性期前收缩的鉴别点主要有以下几方面[1-2]：①具有“长-短周期”的Ashman现象；②差异性传导的QRS波形态多呈完全性右束支传导阻滞形态，有的可呈完全性左束支传导阻滞形态或左前分支传导阻滞形态；③当心房颤动伴随快速心室率时，差异性传导的宽QRS波频率与窄的快速心房颤动心室率相同，且RR间期不等；④差异性传导的宽QRS波后无类代偿间期。另外，在动态心电图的散点图中，差异性传导的心搏分布在动态不应期线上。

超声心动图

左心房增大，前后径为39mm，左心室内径为54mm，室间隔厚度为9mm；收缩期二尖瓣、三尖瓣口可见少量反流，舒张期二尖瓣口血流频谱呈单峰；Teich法测左心室射血分数55%；心律失常。

实验室检查

肌钙蛋白为0.012μg/L，B型钠尿肽前体为771.0ng/L，血糖为11.5mmol/L，总糖化血红蛋白为9.38%，总蛋白为56.0g/L。尿病理管型为5/LPF。

胸部CT

左肺下叶结节，恶性待排，两肺多发微小结节，建议随诊观察；两肺钙化点；左肺上叶、右肺中叶部分支气管扩张，双肺间质改变；肺气肿、肺大疱。

动态心电图

心房颤动；频发室性期前收缩（13 650次），两种形态，一种为室性并行心律；ST-T异常改变，部分片段可见（图36.2）。

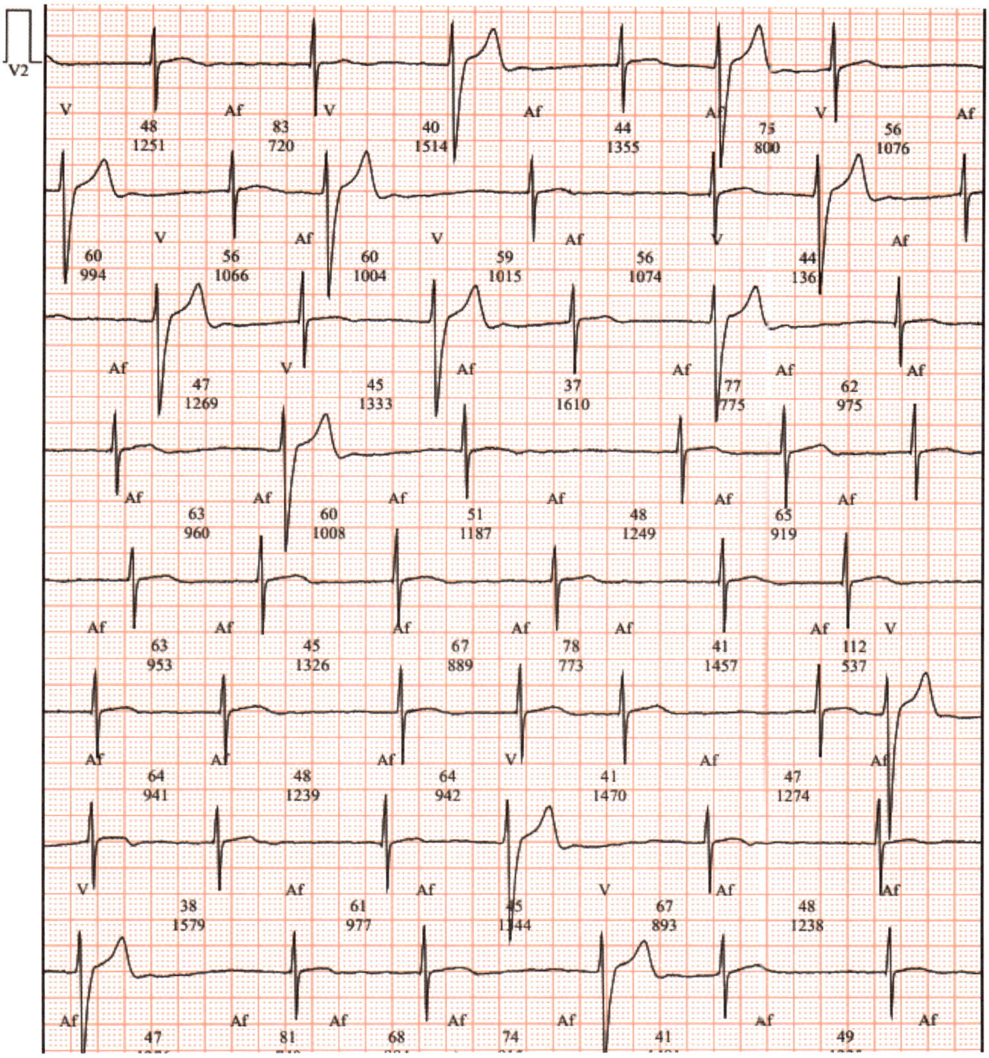

图36.2　动态心电图长V2导联片段。

心电图解析：窦性P波消失，代之以快速的心房颤动波，RR间期不等，QRS波时限小于120ms。图中出现的宽QRS波形态与静息心电图中的室性期前收缩相同，根据其特点既不符合心房颤动伴室内差异性传导，也不太符合临床常见的心房颤动伴室性期前收缩特点（①联律间期相对固定；②多有类代偿间期）。

本例动态心电图中频发室性期前收缩，两种形态，其中一种形态如图36.2所示，具备以下特点：①联律间期不固定；②室性异位搏动的RR间期短的约为2.0s，长的多为2.0s的倍数（该图多为1倍、2倍，可见9倍），符合室性并行心律的特点。经过测算，该室性病灶的传出周期为2.0s，变异范围小于5%，符合室性并行心律特点。

入院诊断

①左肺下叶肺结节；②心律失常：心房颤动，室性期前收缩；③陈旧性脑梗死；④高血压病2级（极高危）；⑤2型糖尿病，糖尿病肾病。

治疗经过

予以患者抗凝、强心、化痰、益气通络、抗心律失常等药物治疗后进行肺结节手术。

讨论与总结

利用散点图技术分析动态心电图，能快速准确地对心律失常进行分析，特别是对心房颤动中的室性期前收缩的快速检出。因心房颤动的散点图呈扇形，存在房室结的动态不应期，室内差异性传导的心搏多分布在动态不应期线上（图36.3A），而临床常见的心房颤动中的室性期前收缩因联律间期相对固定，有类代偿间期，其点集从扇形分布的散点图中分离，与水平的X轴接近垂直（图36.3B）。窦性心律下的并行心律点集具有特征性分布，像倒置的大写字母“Y”样[3]，斜形分布，“Y”柄与窦性点集的45°线垂直（图36.3C）。但心房颤动伴室性并行心律的散点图与窦性心律下的室性并行心律散点图完全不同，尽管室性异位搏动的RR间期存在最大公约数，联律间期不等，但无期前收缩后类代偿间期，导致异位搏动点散在地分布在心房颤动下传的QRS波散点中（图36.3D），而不具备窦性心律下的“倒Y”特点，这一现象在临床中较为少见。

心房颤动是一种较为常见的心律失常，其引起的不良并发症严重影响了患者的健康，特别

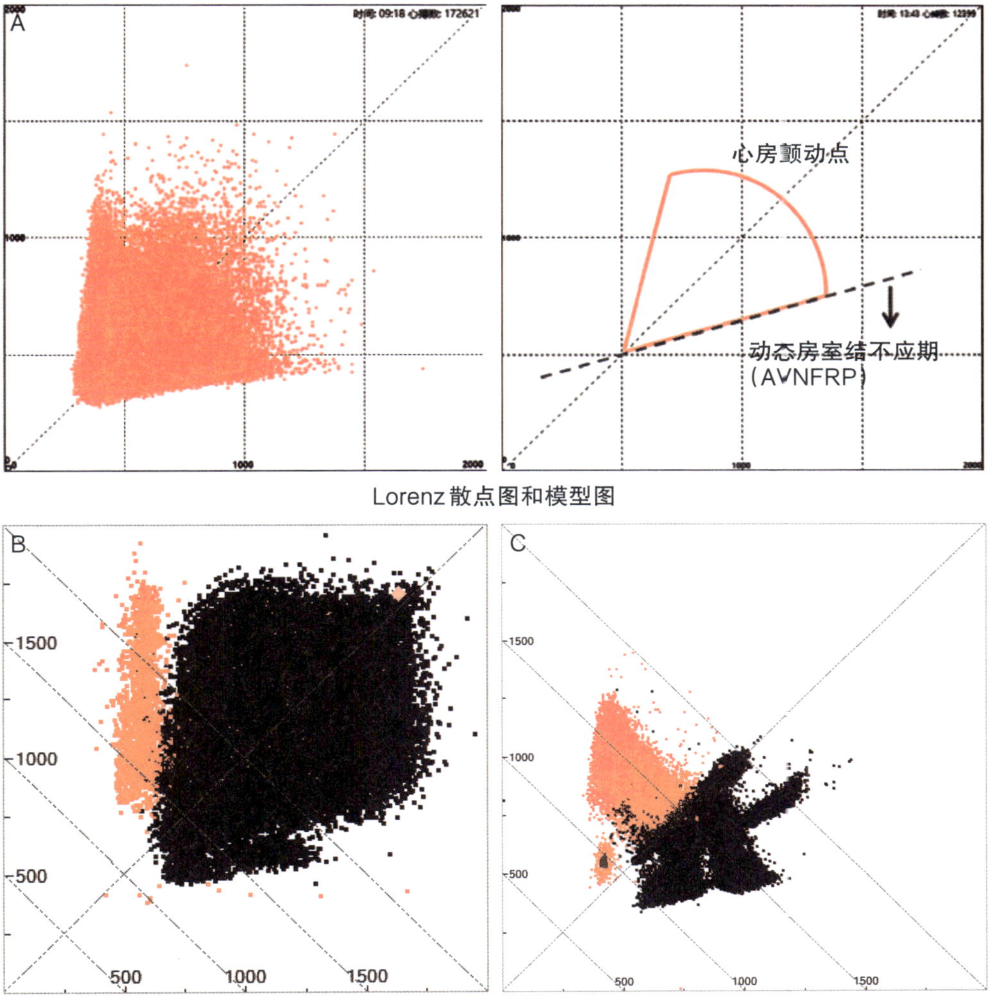

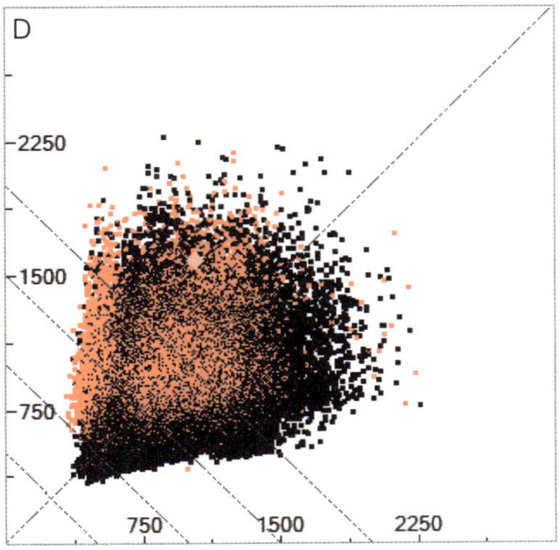

图36.3 (A)心房颤动的房室结动态不应期示意图；(B)心房颤动，室性期前收缩；(C)室性并行心律；(D)心房颤动，室性并行心律。

是心房颤动合并肿瘤的患者，因心房颤动的存在增加了肿瘤患者手术治疗的风险，对迫切需要肿瘤治疗的心房颤动患者而言面临更大的挑战[4]。本例是临床少见的心房颤动合并室性并行心律的患者，心脏超声提示心功能尚可，在抗心律失常药物治疗后，复查动态心电图仍为心房颤动，心室率控制尚可，室性异位搏动负荷降到8.4%，仍为室性并行心律，经过综合评估，首选胸腔镜下手术切除肺部病灶，后期再进行心律失常及其他治疗。患者手术顺利，病理结果为左肺下叶腺癌。

对于伴有心脏基础疾病的肿瘤治疗建议中，张楠等[5]对《2021年美国协会关于肿瘤患者心律失常的识别、预防和管理的科学声明》进行了详细解读，为预防术中恶性心律失常事件的发生应及时纠正电解质紊乱，避免同时使用具有致心律失常风险的药物。后期根据不同抗肿瘤药物的作用特点，制定严格的心脏监护方案，包括监测频率、监测项目等。

（付争艳　冯婉琳　耿旭红）

参考文献

[1] 吴肇贵，黄从新，向晋涛，等．心房颤动伴室性早搏与伴室内差异性传导的鉴别方法[J]. 中华心律失常学杂志，2016，20(6)：538-540.

[2] 徐建昌，来欣，饶盼盼，等．量化指标在心房颤动伴宽QRS波鉴别中的临床价值分析[J]. 疑难病杂志，2023，22(3)：225-230.

[3] 申继红，景永明，李世锋．室性并行心律合并二、三联律的散点图特点及数学原理[J]. 实用心电学杂志，2023，32(4)：277-282.

[4] 薛祚臣，程爱娟．心房颤动合并肿瘤患者的治疗现状及进展[J]. 心血管病进展，2019，42(9)：773-775.

[5] 张楠，刘彤．2021年美国心脏协会关于肿瘤患者心律失常和自主神经功能障碍的识别、预防和管理的科学声明解读[J]. 中国循证心血管医学杂志，2022，14(3)：257-258.

病例 37

乳腺癌多发转移患者心电图表现为ST段抬高

病例介绍

患者女，84岁，因"消瘦伴食欲减退3月余，胸闷、腹胀1天"就诊于我院消化内科门诊，患者无胸痛、放射痛、大汗等症状。常规心电图检查提示窦性心动过速，多导联ST段抬高及T波异常，广泛前壁心肌梗死疑似，左前分支传导阻滞。既往病史：乳腺癌手术40余年，右上肢骨折手术史。

入院体格检查

患者体温为36.5℃，脉搏为94次/分，呼吸为31次/分，血压为117/65mmHg。神志清醒，左肺呼吸音低，双肺未闻及明显干湿啰音，心脏瓣膜听诊区未闻及病理性杂音，腹部膨隆，移动性浊音阳性，双下肢轻度水肿。

辅助检查

心电图（图37.1至图37.3）

窦性心动过速，左前分支传导阻滞，多导联ST段抬高及T波异常，可疑急性广泛前壁心肌梗死。

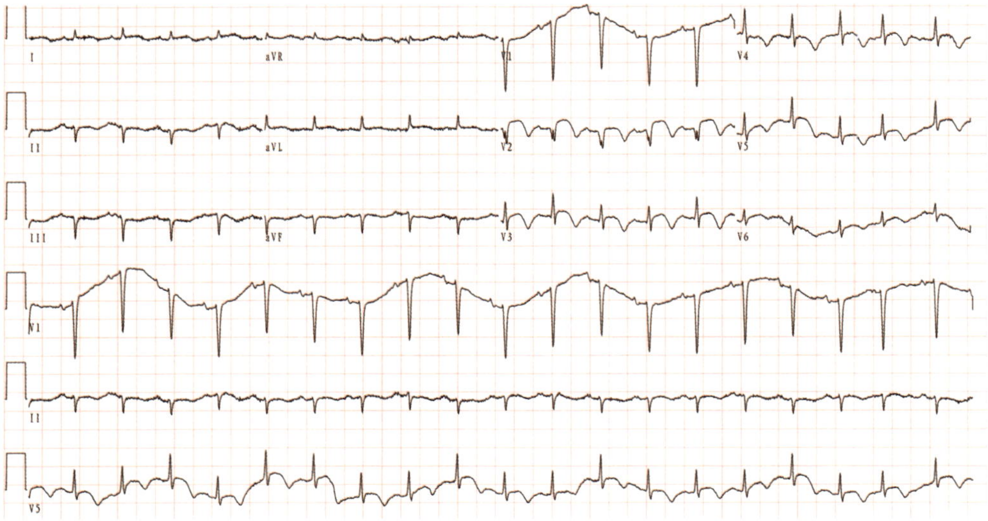

图 37.1　初次心电图。

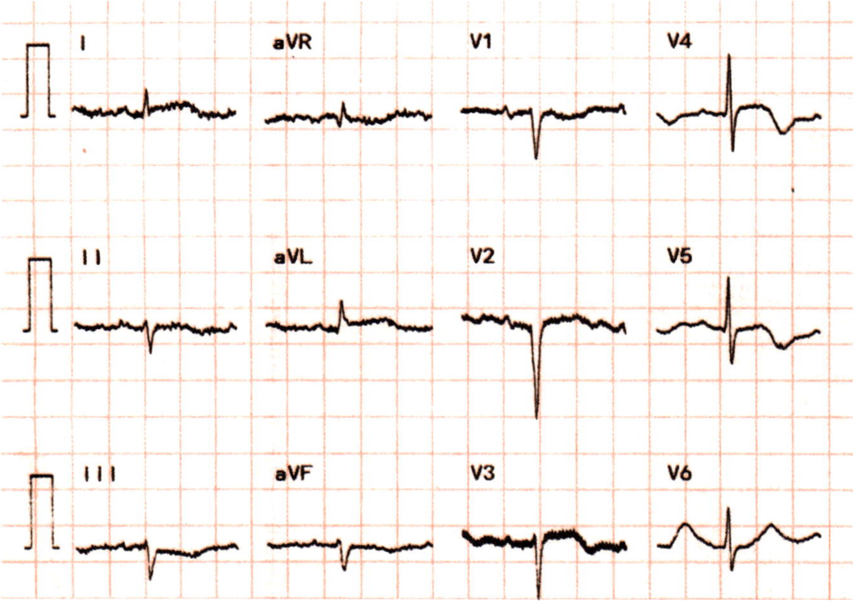

图 37.2　距初次记录11小时后复查心电图。

化验室检查

cTnI为0.056μg/L，B型脑钠肽前体为13 300ng/L，肌酸激酶同工酶为11.9U/L，肌酸激酶为34.5U/L，钠为136.4mmol/L，钾为3.16mmol/L，镁为0.75mmol/L，钙为2.09mmol/L，糖原抗原CA-125为456.1U/L。

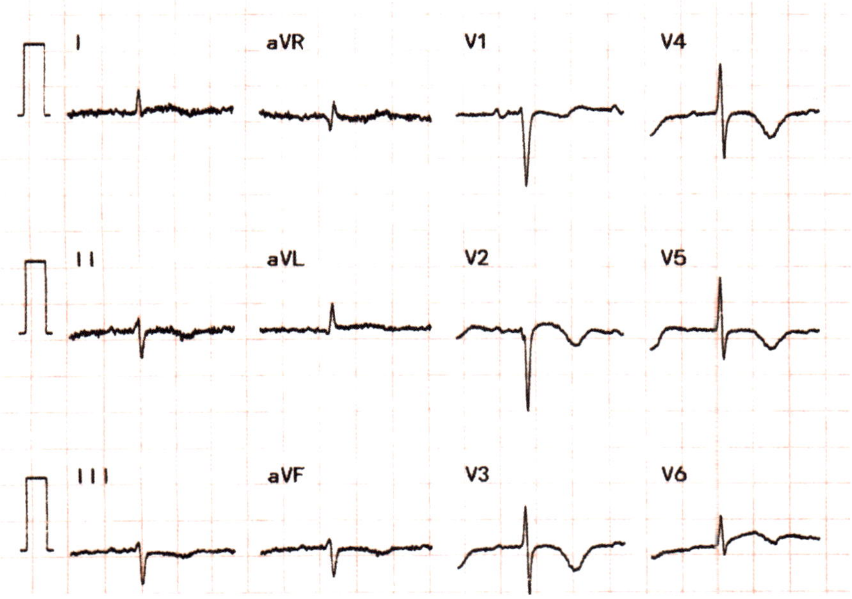

图37.3　距初次心电图29小时后复查心电图。

床旁心脏超声

左心室舒张功能轻度降低，舒张功能受损，心动过速，EF为45%。

床旁腹部超声

大量腹水。

胸腹部CT

右乳术后改变，两肺炎症。两侧胸腔积液，左肺膨胀不全；胃窦壁增厚，腹腔及腹膜后多发淋巴结；腹膜增厚，大量腹水。

治疗经过

给予患者抗感染、化痰、抑酸、利尿等治疗，给予硝酸甘油持续泵入，丹红注射液改善心肌缺血；纠正电解质紊乱。积极完善相关检查，10小时后复查肌钙蛋白为0.032μg/L，心电图ST段无动态改变，2天后复查肌钙蛋白为0.025μg/L，心电图ST段无动态改变。胸腔积液脱落细胞学检查结果提示：可见退变异型细胞，考虑为癌细胞。患者大量腹水，结合CT结果腹膜增厚，胃窦增厚提示腹水为癌性，建议进一步检查明确肿瘤来源，患者体质差，要求自动出院。

讨论与总结

急性心肌梗死是急诊胸痛患者常见的临床诊断，心电图ST段典型抬高及高敏肌钙蛋白异常升高的患者易诊断[1]，CK-MB在AMI发病4小时以内升高，但由于其在骨骼肌中也可少量表达，故促使骨骼肌组织CK-MB释放增加的因素均可造成AMI假阳性。而肌钙蛋白对心肌损伤的敏感性和特异性高，因此，是诊断心肌梗死的首选生物标志物[2]。心电图是诊断心肌梗死最常用、最重要、最经济的检查手段。尽管ST段抬高是急性心肌梗死最常见的原因，但其他病因也可能导致这些心电图变化。此患者没有胸痛、大汗等典型心肌梗死症状，且肌钙蛋白I没有显著升高，不符合急性心肌梗死的诊断标准。患者有乳腺癌病史，胸腔积液证实为癌性，左侧胸腔积液较多；患者体征及其相关辅助检查提示大量腹水，腹部膨隆导致膈肌抬高。另外，患者存在低钾、低钙血症，细胞外钾、钙离子浓度影响心肌细胞动作电位的时程及幅度，影响心室肌的复极，在体表心电图上表现为ST-T异常改变。低钙、低钾血症可引起QT间期延长，有时低钙血症也可表现为心电图某些导联的ST段抬高[3]，易被误诊为ST段抬高型急性心肌梗死（STEMI）[4]。值得注意的是，ST段抬高也可见于急性心肌炎、早期复极综合征、急性心包炎、自发性气胸、急性胰腺炎、胃穿孔、心脏占位、胸腔肿瘤压迫等。在一项研究报告中，一名肺鳞状细胞癌患者在6个月前出现胸部不适和呼吸困难，常规心电图显示下壁导联和侧壁导联ST段抬高。随后患者在第7天行经皮冠状动脉造影，冠状动脉无异常，但心电图ST段仍表现为持续性抬高。抬高的ST段为肺癌心脏转移所致[5]。Intan[6]报道了1例胃穿孔患者，由于穿孔使胃内容物进入腹腔，导致化学性腹膜炎，心电图出现ST段抬高，该患者临床症状主要表现为胸痛、呼吸困难、上腹痛等，心脏标志物不高，腹胀压迫作用引起心脏改变是胃穿孔ST段抬高的发病机制。

Mandard[7]等一项研究分析了111例食管癌患者尸检结果，13%的病例中观察到肿瘤扩散至心包。当肿瘤侵及心包时心电图可出现ST段抬高的类心包炎、心肌梗死样改变。

急性心肌梗死并不是ST段抬高的唯一原因，当心电图上的ST段升高时，我们应根据患者症状、实验室检查，是否符合急性心肌梗死诊断，应密切观察心电图、心肌标志物是否存在动态改变等，特别是肿瘤患者，如果存在持续的ST段抬高，缺血性症状不明显时，要考虑其他原因如纵隔或胸部占位压迫、心脏转移瘤、心包转移、腹水、电解质异常等。

（朱现晓　刘晓丽　耿旭红）

参考文献

[1] Shields E, Seiden-Long I, Massie S, et al. Analytical validation and establishment of reference intervals for a 'high—sensitivity' cardiac troponin—T assay in horses[J]. *BMC Vet Res*, 2016, 12(1): 104.

[2] 中华医学会心血管病学分会，中华心血管病杂志编辑委员会. 高敏心肌肌钙蛋白在急性冠状动脉综合征中的应用中国专家共识[J]. 中华心血管病杂志，2012，40(10)：809-812.

[3] Andrea C. Merlo, Fabio Pescetelli. Not Every ST-Segment Elevation Is a STEMI[J]. *J Am Coll Cardiol Case Rep*, 2021, 3: 283-285.

[4] Barbur, MCM, Martínez-ávila, MC, Madero, AI, et al. Acute ST-segment elevation myocardial infarction: to be or not to be? [J]*Arch Clin Cases*, 2022, 9(1): 19-23.

[5] Jung HW. ST-segment elevation due to myocardial invasion of lung cancer mimicking ST elevation myocardial infarction: a case report[J]. *Medicine*, 2021, 100: 20(e26088).

[6] Intan RE, Hasibuan FS, Gandi P, et al. Gastric perforation mimicking ST-segment elevation myocardial infarction[J]. *BMJ Case Rep.*, 2021, 14(3): e237470.

[7] Mandard AM, Chasle J, Marnay J, et al. Autopsy findings in 111 cases of esophageal cancer[J]. *Cancer*, 1981, 48: 329-335.

病例 38

淋巴瘤合并病窦综合征

病例介绍

患者男,39岁,间断胸前区疼痛2月余,外院CT考虑为左肺占位,为进一步明确诊断就诊于我院。

辅助检查

浅表淋巴结超声

双侧锁骨上窝多发淋巴结肿大。

胸部增强CT

前中纵隔软组织影,可疑淋巴瘤,冠状动脉壁钙化斑;右肺上叶磨玻璃微结节,建议观察;右侧胸腔积液;左锁上、左侧心膈角区及右侧腋窝淋巴结增大。

全腹增强CT

腹膜后增大淋巴结,胆囊结石、胆囊炎;两侧肾盂结石;前列腺钙化点;左侧腹股沟疝。

PET-CT

(1)全身及脑PET-CT:①两侧颈部、两侧锁骨区、两腋窝、纵隔内、两肺门、两侧内乳区、两侧心膈角区、心缘旁、腹膜后腹主动脉周围多发增大淋巴结,纵隔及两肺门淋巴结部分融合成团,包绕周围大血管、气管及胸骨柄生长，前胸壁（两侧胸大肌部位）软组织影增多，病变局部与心包分界不清，PET可见不均匀性异常葡萄糖高代谢；②心包软组织影增多，与部分心包结构分界不清，PET可见异常葡萄糖高代谢；③胸骨髓腔内密度稍增高，周围软组织影明显增多，PET可见异常葡萄糖高代谢；④右肺上叶纵隔旁软组织影增多，包绕右肺上叶部分支气管生长，PET可见异常葡萄糖高代谢，左肺上叶尖后段纵隔旁结节样高密度影，PET可见异宵葡萄糖高代谢，考虑淋巴瘤多部位侵犯可能性大。

（2）左肺下叶基底段微结节影，PET未见异常葡萄糖高代谢。

（3）右侧胸腔少量积液，心包少量积液。

（4）心脏体积增大。

（5）轻度脂肪肝，胆囊结石。

（6）两肾小结石，左侧腹股沟疝。

CT引导下前纵隔肿物穿刺病理及免疫组化

符合经典型霍奇金淋巴瘤。

常规心电图

窦性心动过缓伴不齐；窦性停搏；房性期前收缩；交界性逸搏；心室夺获；ST段压低，建议进行动态心电图（图38.1）。

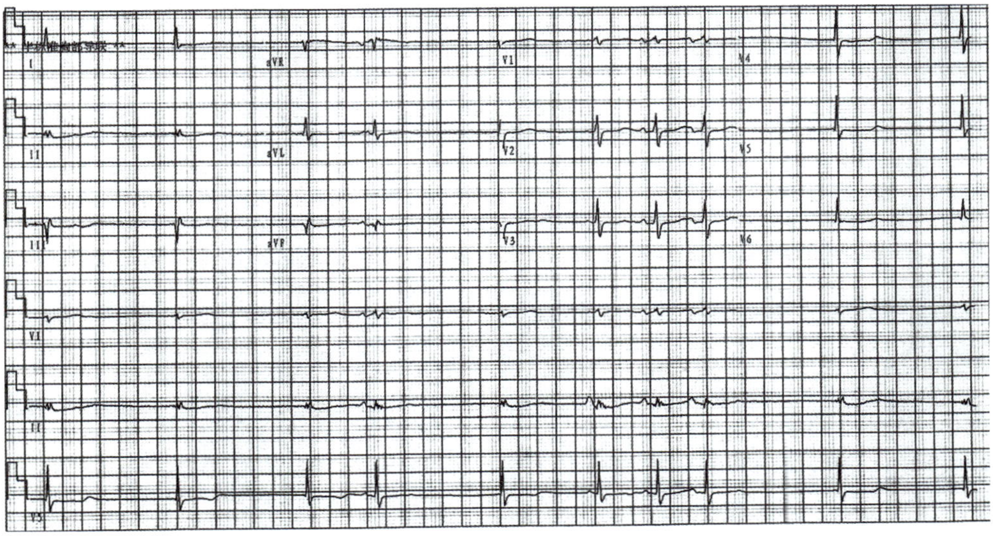

图38.1　12导联静息心电图：窦性心动过缓，交界性逸搏，窦性夺获，房性期前收缩，ST段压低。

体格检查

患者精神尚可，睡眠正常，饮食正常，二便正常。体温为36.2℃，脉搏为66次/分，呼吸为17次/分，血压为160/106mmHg。全身皮肤黏膜无黄染及出血点，周身浅表淋巴结未触及明显肿大，咽无充血，两侧扁桃体不大，双肺呼吸音清，未闻及干湿啰音及胸膜摩擦音；心律不齐，各瓣膜听诊区未闻及杂音；腹软，无压痛、反跳痛及肌紧张，肝脾肋下未触及。双下肢无水肿，双下肢可见新旧交替皮疹瘢痕，皮疹未高出皮面。

诊疗经过

完善相关实验室检验：B型钠尿肽前体为1200ng/L(↑)，尿酸为532.9μmol/L(↑)，血沉为72mm/h(↑)；结合CT、病理结果诊断为经典型霍奇金淋巴瘤IVA，预后不良组。心脏超声：左心室壁运动普遍降低，左心增大，二尖瓣、三尖瓣少量反流，微量心包积液，左心室收缩及舒张功能降低，阵发性心律失常，左心室整体纵向应变降低，LVEF为43%。动态心电图：窦性停搏，阵发性心房颤动，心房扑动，伴继发性窦性停搏(最长2.9s)(图38.2)，交界性逸搏及逸搏心律，干扰性房室脱节，频发房性期前收缩，短阵房性心动过速53阵，ST-T异常改变。

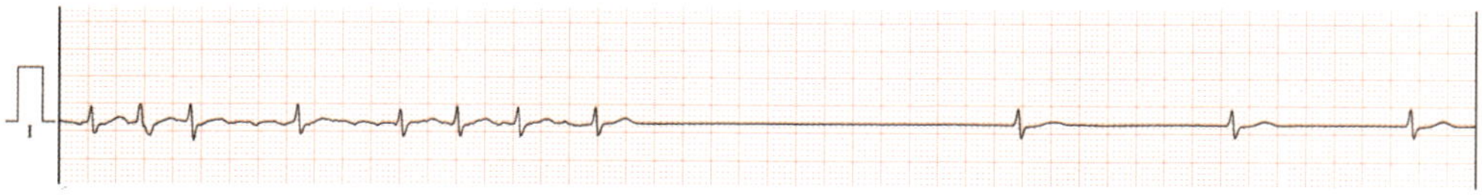

图38.2 阵发性心房颤动终止时，窦性停搏，交界性逸搏心律。

患者心功能显著下降，可疑与纵隔占位及肿瘤心脏累及相关，但追问病史，患者5个月前曾出现一过性心悸症状，不能排除原发于心脏疾病合并淋巴瘤，可尝试在临时起搏器保护的基础上抗肿瘤治疗后再观察心功能变化。临时起搏器置入后，调整治疗方案为维布托昔单抗+长春新碱+达卡巴嗪+吉西他滨化疗。化疗后约2周复查胸部CT较上次未见明显变化，两肺微结节样影，右侧胸腔少量积液，两侧腋窝多发稍大淋巴结，冠状动脉壁钙化斑，心包少量积液。动态心电图：窦性心动过缓，窦性停搏，频发房性期前收缩偶有未下传，可见室内差传，房性期前收缩成对58对，短阵房性心动过速5阵，可见加速性交界性逸搏、交界性逸搏及逸搏心律，窦性夺获伴差异性传导；可见心室起搏，低限频率间期2.0s，起搏及感知功能未见异常，ST-T未见异常改变（动态心电图片段见图38.3）。

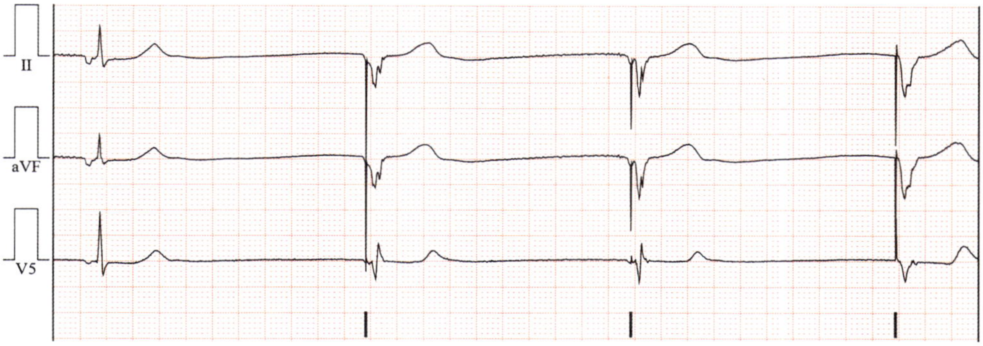

图38.3 安装临时起搏器后动态心电图片段，可见心室起搏心律，低限频率间期为2.0s，心室起搏及感知功能未见异常。

静息心功能：节段性室壁运动异常，左心及右心房增大，二尖瓣、三尖瓣少量反流，下腔静脉增宽，轻度肺动脉高压，左心室收缩功能正常低限、舒张功能正常，左心室整体纵向应变轻微降低，右心室收缩及舒张功能正常。

考虑患者同时联合蒽环类药物治疗心脏风险显著增加，综合目前检查及心内科建议，可考虑置入永久起搏器的基础上联合脂质体多柔比星化疗。2周后复查胸部CT病灶较之前变化不大。胸片：静脉港置入术后改变 心影明显增大，纵隔增宽。B型钠尿肽前体为487.00ng/L（↑），D-二聚体为0.492mg/L（↑）；常规心电图检查为窦性心律失常，房性逸搏。心脏超声：节段性室壁运动异常，左心增大，微量心包积液，二尖瓣、三尖瓣少量反流，左心室收缩功能正常、舒张功能降低，左心室整体纵向应变正常，检查过程中可见期前收缩。24小时动态心电图：窦性心律，窦性停搏伴短暂的全心停搏，最长7.2s（图38.4），可见交界性逸搏及逸搏心律，频发房性期前收缩，短阵房性心动过速71阵。心内科会诊建议：根据心脏超声及动态心电图修正诊断：

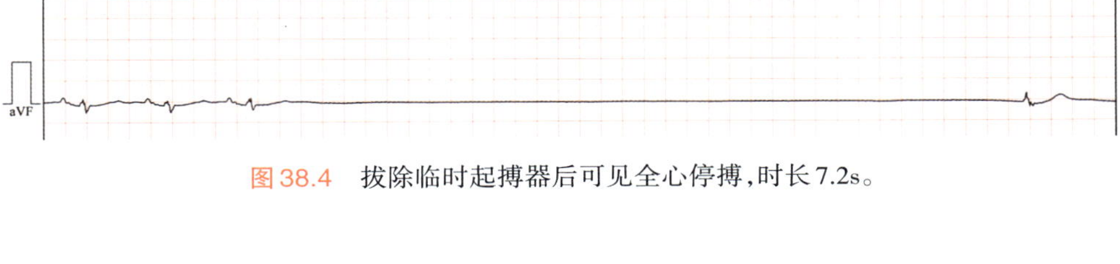

图38.4 拔除临时起搏器后可见全心停搏，时长7.2s。

1.病态窦房结综合征。

2.慢性心力衰竭 心功能Ⅱ级(NYHA分级)。

3.霍奇金淋巴瘤ⅣA,预后不良组。

患者及家属同意植入双腔永久起搏器(Medtronic 抗核磁X3DR01),进一步完善化疗及放疗。

讨论与总结

患者入院后静息心电图为窦性心动过缓,可见交界性逸搏,第二天的24小时动态心电图可见阵发性心房扑动、心房颤动,心房颤动终止时出现窦性停搏2.9s。患者CT及PET结果所见纵隔内、两侧心膈角区、心缘旁多发增大淋巴结,纵隔及两肺门淋巴结部分融合成团,包绕周围大血管,前胸壁(两侧胸大肌部位)软组织影增多,病变局部与心包分界不清,心包软组织影增多等,病窦综合征是否与淋巴瘤浸润有关不能排除[1]。另外,患者两侧颈部、两侧锁骨区周围多发增大淋巴结,头颈部肿瘤引起颈动脉窦超敏反应[2-4]。

患者是否能承受接下来的化疗?蒽环类药物是一类可通过抑制DNA和RNA合成而阻碍癌细胞分裂的化疗药物,已被广泛用于淋巴瘤的治疗。但蒽环类药物与多种心律失常有关,其中包括缓慢性心律失常,并对心功能产生不可逆损伤[5]。为了安全起见,为患者首先植入临时起搏器,再选择维布托昔单抗+长春新碱+达卡巴嗪+吉西他滨化疗方案。用药观察2天后再次复查动态心电图:总心搏65 706次,最快心率85次/分,最慢心率32次/分,平均心率46次/分,临时起搏器低限频率间期2.0s,可见心室起搏共65次。患者拔除临时起搏器后2周佩戴第3次动态心电图:最低心率30次/分,大于3s的心室停搏共16次,大于5s的心室停搏共10次,最长7.2s,符合病窦综合征的诊断标准。患者年龄仅有39岁,目前对淋巴瘤的治疗远期效果不错。另外,随着病程的进展,可能会发生房室传导阻滞,最终患者接受安装双腔起搏器(抗核磁),准备进行下一步的化疗及放疗[6]。

对合并缓慢性心律失常的肿瘤患者,临床医生应给予足够重视,缓慢性心律失常的处理需要肿瘤科、心脏科医生共同制定治疗策略,如不能使用其他药物替代治疗时,需要考虑植入永久起搏器[5]。

(王莉　胡冀蒙　巩晓红)

参考文献

[1] 周炳凤. Ⅲ房室传导阻滞、低血压合并呼吸困难——少见心脏病一例[J]. 中国循环杂志,2014,29:58.

[2] 陈发胜，张自雄．头颈部肿瘤致颈动脉窦过敏综合征13例[J]. 湖北民族学院学报：医学版，2011，28（1）：56–57.

[3] 张林林．鼻咽癌致晕厥两例误诊原因分析[J]. 临床误诊误治，2016，29（5）：60–62.

[4] 王艳春，钟志鸿，王潇杨．颈部肿大淋巴结压迫颈动脉窦引起反复晕厥的淋巴瘤诊疗1例[J]. 中华医学杂志，2024，104（6）：456–457.

[5] 谷云飞，张璇，张守彦．抗肿瘤药物相关的缓慢性心律失常[J]. 实用心电学杂志，2019，28（6）：402–405.

[6] 李东明，徐搏，徐晓娜．植入永久心脏起搏器肿瘤患者的放射治疗：附4例报告[J]. *Chinese Journal of Cancer*，2004，23（6）：722–723.

索　引